编委会名单

主　编　李燕林

副主编　杨文钦　李　李

编　委　安海文　黄　琳　简健麟　赖水容

　　　　李锦山　林芬娜　刘琳娜　庞　捷

李文庆
中医临床经典医案实录

主　编　李燕林

副主编　杨文钦　李　李

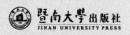

暨南大學出版社
JINAN UNIVERSITY PRESS

中国·广州

图书在版编目（CIP）数据

李文庆中医临床经典医案实录/李燕林主编；杨文钦，李李副主编. —广州：暨南大学出版社，2018.7
ISBN 978 – 7 – 5668 – 2406 – 6

Ⅰ.①李…　Ⅱ.①李…②杨…③李…　Ⅲ.①医案—汇编—中国—现代
Ⅳ.①R249.7

中国版本图书馆 CIP 数据核字（2018）第 132619 号

李文庆中医临床经典医案实录
LIWENQING ZHONGYI LINCHUANG JINGDIAN YIAN SHILU
主　编：李燕林　副主编：杨文钦　李　李

- -

出 版 人：徐义雄
策　　划：黄圣英
责任编辑：郑晓玲　王海霞
责任校对：何　力
责任印制：汤慧君　周一丹

出版发行：暨南大学出版社（510630）
电　　话：总编室（8620）85221601
　　　　　营销部（8620）85225284　85228291　85228292（邮购）
传　　真：（8620）85221583（办公室）　85223774（营销部）
网　　址：http：//www.jnupress.com
排　　版：广州市天河星辰文化发展部照排中心
印　　刷：广州家联印刷有限公司
开　　本：787mm×960mm　1/16
印　　张：12
字　　数：183 千
版　　次：2018 年 7 月第 1 版
印　　次：2018 年 7 月第 1 次
定　　价：69.80 元

（暨大版图书如有印装质量问题，请与出版社总编室联系调换）

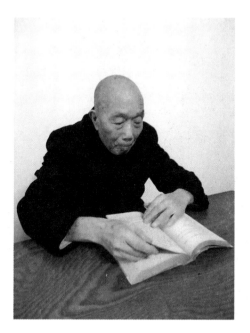

李文庆近照

　　李文庆，生于 1933 年，在河南省固始县行医 60 余载，现仍在当地悬壶为民。学医初期，先后拜李连青、向叔堂、李清甫、丁雨亭四位中医名家为师。自学医始，勤奋好学，深研经典，博览群书，旁通诸家，融会各师之所长，兼收并蓄。治学严谨，师古而不泥，勤于实践，锐意创新，逐渐形成自己独特的中医学观。

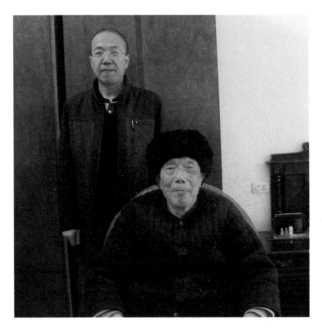

李燕林与李文庆合影

李燕林，广东省名中医，中山市中医院主任中医师，教授，从事中医药临床工作近30年。师承李文庆老中医及国家名老中医黄文政教授，是李文庆老中医学术传承人，临床上擅长应用经方治疗肾病、风湿病及内科疑难杂症，药简而效彰。多年潜心于《伤寒论》《金匮要略》的学习和研究，常有独到见解。在许多类症处理上，秉承张仲景"治病必求于本"的宗旨，多以病本为主，顾本虑标，标本同治或权宜从治，选择最佳治疗方案。现为国家临床重点专科肾病科学科带头人，国家中医药管理局"十二五"重点专科建设单位专科带头人。

序一

　　我自少喜爱读书，尤喜读经史典籍、欣赏诗词书画，努力攻读外语、算术、物理，学志思高，然学路坎坷，道路虚幻。1957 年 5 月，我被招进固始县中医院当中医学徒，从此，中医便成为我的终身职业，直至退休。我现在家中，仍要接待前来求诊的疑难杂病患者，自当尽心尽力，以尽医者天职。

　　我有较好的"文言"基础，喜读古典原著，愈学愈爱，每有会意，便欣然之至！中医药学是一门古代医圣医贤运用宇宙变化规律辩证推演生成的自然科学。先哲庄子早就发现生物之以息相吹也、亢害承制、五运六气等宇宙现象的变化，无不纵横其中。

　　以前我曾整理过一些关于中医学习的心得，但仅留下只言片语，散落家中。我儿燕林近年返家常提起，更促成此事，我心欣慰，甚喜、甚喜！

　　实践证明，辨证论治，随证施治，是中医诊疗之精华。中医应吸收医林精华，继承并发扬之，为我所用。经努力奋进，创造中医药的优异成果，服务贡献于人类，中医会以坚实丰厚的实力屹立于医林。

　　文庆老矣，仅此已矣，顾共勉之！

李文庆

2018 年 1 月 2 日

序二

李文庆是我的父亲，他出身于书香门第，自幼饱读诗书，有深厚的中国传统文化基础，从青年开始拜师学习中医，学成后一直在家乡行医，如今已是耄耋之年，仍在河南省固始县悬壶为民，以医名冠于乡里。

我父亲学医初期曾先后拜李连青、向叔堂、李清甫、丁雨亭四位中医名家为师。启蒙师父李连青老中医，精通经典，博采"时"方之精粹，辨证论治，规范如画，主"发皇古义，融会新知"，方简力专，精于内科疑难奇杂，屡起沉疴；向叔堂老中医，善于"时"论，方多平淡轻巧，精于妇、儿，稳中见功；李清甫老中医，多宗石顽东垣，擅用温补、温通及寒热并用之法调理脾胃，主张以姜连附子治脾胃寒热交杂，屡获良效；丁雨亭老中医，多本河间子和，善于寒凉攻破，于热毒内蕴、气血食积阻结之急危重疾中收效奇速。我父亲在其师父的指导下，勤奋好学，深研经典，博览群书，旁通诸家，逐渐融会各师之所长，兼收并蓄。其治学严谨，师古而不泥古，勤于实践，博采众方，参以新得己见，锐意创新，相应人体的脏腑经络，生克制化、卫气营血、三焦等的病理变化，推理创新，开拓形成自己所特有的中医宇宙观，启效于临床。对中医理论体系，不但能应用自然辩证法印证其科学性，而且能科学辩证地提出新的论点。切脉、视脉准确，以之为辨证论治的必要依据，熟练掌握辨逆从之法，善于从治。能熟练掌握方药组成变化，灵活变剂于临床。能熟练掌握药物的多种性能，熟练运用卫气营血、三焦等的生理病理规律，

妇、儿的生理病理特点，脏腑经络与五官的联系，气血筋
骨，阴阳等理论，分别辨证论治温病及妇、儿，五官，外
伤等疾病。特别是对肝硬化腹水，高血压，中风，急慢性
肾炎、肾盂肾炎，筋骨扭伤及妇、儿神志疾病，在辨证论
治上，有深刻的体会和新的见解。

　　我自小得到父亲的教诲，故对祖国医学产生极大兴趣，
先后考入河南中医学院、天津中医学院第一附属医院学习
中西医，至今从事中西医临床工作近 30 年。我在行医过程
中深感中医传承之可贵，想起了在家乡行医 60 余年的父
亲。他一生忙于诊务，无暇著书立说，现已是高龄，恐其
一生宝贵经验湮灭于世，现整理分析其临床医案，以飨
同道。

李燕林

2018 年 1 月 8 日

前言

　　先辈李文庆老中医在河南省固始县悬壶 60 余载，师古而不泥于古，善化裁古方，博众学，融时论。其辨证严谨而慎微，施治方简而力专，临床往往有准捷效奇之功。经数十年的推理创新，其已形成自身独特的中医学观。其医术精湛，医德高尚，治愈者无数，闻名于乡。然其一生治学严谨，始终躬耕于临床，未曾著书立说，甚为可惜，作为其后辈，自当肩负整理其经验之责，以求传承其临床经验，并为广大中医师提供诊治参考。

　　此书为李文庆老中医数十年行医经验荟萃，以内、外、妇、男科划分，每则医案后附以按语，以阐明其论治经验。书中妇女经、带、胎、产案例尤为丰富，效如桴鼓，彰显其独到的经验，对中医诊治妇科有长足贡献，值得深入探究。

　　然由于侍诊时间有限，恐对李文庆老中医之宝贵经验未能完全达意，且本书尽可能保持医案原样，兼之部分医案年代久远，有部分内容缺失，且整理时间稍有仓促，虽尽力，不当之处仍难以避免，敬请广大读者批评指正。

编　者

2018 年元月于中山

目 录

内科篇

发热案

⊙ **案例一**

石某，女，10 岁。

1996 年 4 月 7 日就诊，诉住院后低热不退，起伏不定。拟方如下：

黄芪20g   当归6g   黄连4g   栀子6g

马鞭草10g   益母草6g   龙骨10g

3 剂。

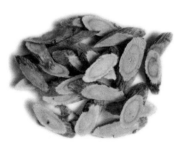

黄芪

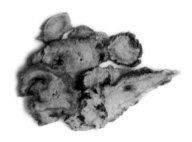

当归

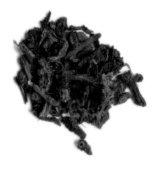

黄连

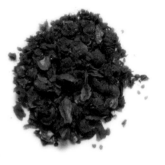

栀子

按 发热不外乎内外之因。此患儿发热日夜不息，起伏不定，身不恶寒，无汗。李老思虑再三，认为小儿五脏全而未壮，因邪热入里，延久伤及气血，虽经他法治疗，但邪气减而未清，气血虚而未复，邪气未清可发热，血虚亦可发热。《内外伤辨惑论》曰："血虚发热，证象白虎。"两者之别有二：第一，白虎汤证因于外感，热盛于内，病情属实；当归补血汤证因于内伤，为血虚气弱，病情属虚。第二，白虎汤证大渴而喜冷饮，身大热而大汗出，脉洪大而有力；当归补血汤证口渴则喜温饮，身虽热而无汗，脉大而虚，重按无力。故立法当补其气血，清其余邪，冀其邪清正安以平复。方取当归补血汤兼黄连解毒汤之义。方中黄芪甘温，善入脾胃，大补脾肺之气，以资化源，使气旺血生，配以少量当归养血和营，而虚热自退；黄连苦寒，清泻心火兼泻中焦之火，栀子清泄三焦之火，导热下行，引邪热从小便而出，两者量少而力专，荡涤余邪。马鞭草苦、微寒，配黄连、栀子清邪热；益母草苦、辛、微寒，配黄芪、当归行瘀血，生新血。血虚热扰，恐致小儿心神不宁、动风抽搐，故以龙骨重镇安神、镇惊安神以防变。此方攻补兼施，标本兼顾，邪去正安，诸症可愈。

⊙ **案例二**

祝某，男，12 岁。

1996 年 6 月 10 日就诊，诉发热、自汗或潮热、头痛。拟方如下：

野菊花 10g   连翘 10g   蒲公英 15g   马鞭草 10g

桂枝 6g   白芍 8g   地骨皮 10g   白芷 6g

甘草 8g

2 剂。

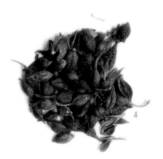

连翘

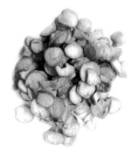

白芍

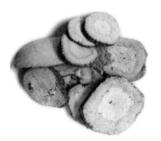

白芷

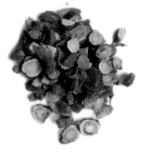

甘草

按 发热不外乎内外之因。此患儿发热、自汗或潮热、头痛，无恶寒，此潮热有虚实之分。此患儿夏季得病，此季节多热多湿，虑为湿热交蒸之实邪所致，邪热内迫，故发热汗出；湿热交蒸，故潮伏热发；邪阻清窍，故头痛。立法当以清热利湿，消蒸和营。方取五味消毒饮兼桂枝汤之义。方中野菊花、连翘、蒲公英苦寒，清热解毒以除热邪；马鞭草苦、微寒，清热解毒利水，以除湿热；桂枝、白芍调和营卫，解肌止汗；地骨皮甘、微苦寒，凉血退虚热，专治有汗之骨蒸；白芷辛温，散风除湿止痛，善治各类头痛，用以止头痛，兼除湿。全方以"实则泻之"立法，以祛除湿热为要务，但亦时刻顾护津液，治病防变。

头痛案

李某，男，35 岁。

2015 年 1 月 22 日初诊，患者有脂肪肝、高血脂、高血压病史，因经历离异，思虑过度，诉头痛难受，以胀痛感为主，交谈时言语显悲观，时有心悸，虽能入眠，但难以熟睡，梦多易醒。舌质灰暗，苔花剥，脉弦虚大。

诊断　头痛——肝阳上亢。治以平肝潜阳，滋阴安神。拟方珍珠母丸加减如下：

珍珠母 35g	草决明 15g	夏枯草 10g	白芍 15g
夜交藤 15g	丹参 15g	酸枣仁 12g	生地 12g
麦冬 8g	党参 12g	茯苓 10g	木香 10g
甘草 10g			

6 剂。

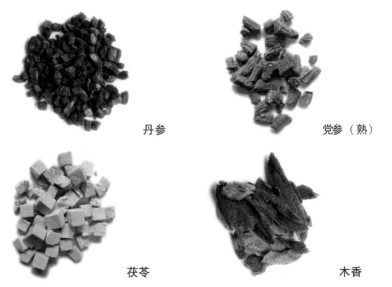

丹参　　　　　　　　　　　党参（熟）

茯苓　　　　　　　　　　　木香

2015 年 2 月 8 日二诊，头部胀痛感稍减，仍见头痛、血压不稳定，考虑滋阴降火之力不足，拟方如下：

珍珠母 40g	钩藤 15g	磁石 20g	草决明 15g
夏枯草 10g	白芍 15g	夜交藤 15g	丹参 20g
酸枣仁 12g	生地 12g	麦冬 12g	枸杞（自备）15g

6 剂。

按 此案主治头痛，虑其经历离异，思虑过度，情志不遂，耗伤肝阴，肝阳上亢，肝失调达，肝气郁结。相火妄动，心神不安，故见时有心悸；神魂不安，故难以熟睡，梦多易醒。初诊，治以平肝潜阳，滋阴安神。取珍珠母丸之义。方中以珍珠母、草决明、夏枯草重镇潜降安魂，白芍养肝柔肝，夜交藤、丹参、酸枣仁宁心安神助眠，生地、麦冬滋阴，党参、甘草、茯苓健脾除湿，佐以木香通畅三焦气机，补中有疏。二诊，患者头部胀痛感稍减，仍见头痛、血压不稳定，考虑滋阴降火之力不足，故增麦冬、丹参用量，加钩藤平肝，加磁石镇惊安神，嘱患者自备枸杞纳入方中，以助养肝滋肾。观其舌象，舌苔增多，示胃气已复，遂去党参、茯苓。同时嘱患者长期服用酸山枣，以增滋阴平肝、养心安神之效。最后随诊，述头痛消失，睡眠亦大有改善，言语情绪较前平稳。纵观其方，可见治疗肝阳上亢之头痛，应立足平肝潜阳、养肝安魂，同时注重食疗养生以固疗效。

鼻衄案

孙某，男，53 岁。

1999 年 3 月 15 日就诊，诉鼻出血。

诊断 鼻衄。拟方如下：

栀子 12g	白茅根 20g	墨旱莲 15g	小蓟 15g
生地 10g	蒲黄 8g	白芍 15g	天冬 15g
麦冬 10g	怀牛膝 20g	甘草 8g	

1 剂。兼用先锋 4 号、维生素 K。

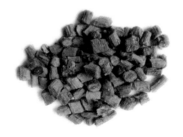

怀牛膝

按 鼻衄，鼻中出血也，多由肺经热盛、胃火炽盛、肝火上逆、肝肾阴虚、脾不统血等所致。虑此患者为邪热上逆，迫血妄行，兼灼伤阴津所致，当以清热宁血养阴为法。方中以栀子苦寒，为阳明经之药。《神农本草经百种录》谓："胃家之蕴热，惟此为能除之。"重予白茅根、墨旱莲、小蓟、生地凉血止血，蒲黄止血且活血，达止血不留瘀之效；白芍平肝柔肝，降其气逆，且配甘草酸甘化阴；天冬、麦冬清其热，养其阴；怀牛膝引血下行；甘草调和诸药。待热去血宁，鼻衄自止，如釜底抽薪，汤凉不溢之理。全方攻补兼施，斯为妙法。

便秘案

高某，男，55 岁。

2015 年 7 月 25 日就诊，诉便秘 1 年余，大便难下，5～6 日一次，每次大便量少，呈羊矢状，气味臭秽。口气重浊，口干心烦，食欲差，纳食减少，神疲乏力，腰膝酸软，无腹痛，无血便，无黑便，小便黄、量少，无尿频、尿急、尿痛。舌暗红，舌干，上有瘀点，苔薄黄，脉细涩。

诊断 便秘——热秘。治以降气润肠，清热活血，通便为法。拟苏子降气汤加减方如下：

苏子 15g	麻仁 20g	法半夏 10g	前胡 12g
当归 6g	红花 8g	肉桂 3g	黄连 4g
栀子 8g	陈皮 12g	甘草 8g	

6 剂。温服，日 1 剂。

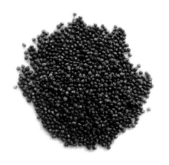

苏子

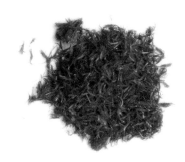

红花

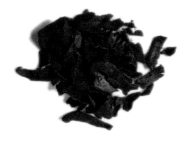

陈皮（蒸）

按 本案患者属中医"便秘"范畴。《素问·举痛论》曰："热气留于小肠，肠中痛，瘅热焦渴，则坚干不得出，故痛而闭不通。"指出便秘与肠中有热相关。而清代陈士铎《石室秘录·大便秘结》曰："大便秘结者……肺燥则清肃之气不能下行于大肠。"指出肺与便秘的关系。结合本案，肺与大肠相表里，肺气不能下行大肠，肺津不能下润大肠，久则便秘，大便呈羊矢状；大便气味臭秽，口气重浊，口干心烦，小便黄、量少，乃浊气不降，清气不升，久则化热之象；患者纳食减少，神疲乏力，腰膝酸软，则为脾肾之气失养之象；津血内伤，脉道不畅，血流瘀滞，故舌色及脉象均提示血虚夹瘀之象。综合而言，此为肺与大肠之气相失，大肠通降不畅，糟粕难排，久则化热伤及气血津液而为病。治以苏子降气汤加减，其一，虑肺与大肠相表里，而肺居金位，又为水之上源，期其降肺气以恢复右降之路，又能从水之上源滋养肠道以复其传化，其中重用苏子、麻仁等润肠通便之品的同时，加用法半夏、陈皮、前胡等通降肺气，助大肠传其糟粕。其二，加用当归、红花等养血活血之品，以化其瘀滞；少用肉桂，加强补益下虚之功，又能温经通络，调畅气机，以恢复左升右降之机；而佐以黄连、栀子，以清其郁热，又能防肉桂、当归之温燥。服用本方6剂后，患者大便恢复2日一行，口气转清，乏力较前好转；原方再予6剂口服，症状全消。观其证治，斯为妙哉：一者治便秘不取泻，通降肺气而糟粕自行；二者养脾肾不妄补，升清降浊而精气自生。

便血案

王某，男，成年。

2000 年 9 月 30 日就诊，诉排烂稀黑便。

诊断 便血——脾虚失统。治以健脾益气，清热止血。拟补中益气汤兼黄连解毒汤加减方如下：

黄芪 20g	党参 20g	白术 10g	山药 20g
当归 10g	阿胶 10g	黄连 4g	黄芩 10g
茯苓 10g	白芨 15g	甘草 8g	

3 剂。

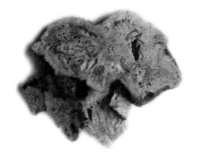

白术

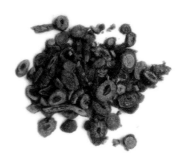

黄芩

按 本案乃血离其经走肠道而出，多因脾胃虚弱，气不统血，或胃肠积热，湿热蕴结，气血瘀滞等所致。李老得知患者排烂稀黑便，经详细辨证后，虑其便血为脾虚统摄无力兼胃肠湿热内迫所致，故治以益气清热，养血止血立法。方取补中益气汤兼黄连解毒汤之义。方中黄芪味甘微温，入脾肺经，补中益气，配伍党参、白术、山药、甘草，补气健脾，以冀脾健行而统血；当归养血和营，协党参、黄芪补气生血养血，亦防止血留瘀；阿胶补血滋阴，亦可止血；黄连、黄芩清胃肠湿热，以抽薪止沸；脾虚酿湿，茯苓健脾祛湿；白芨收敛止血；甘草调和诸药。纵观全方，攻补兼施，以补脾益气为要，脾气旺则其统血之力方健，兼以清热、养血、止血为辅，故能血止邪不留。

泄泻案

⊙ 案例一

满某，男，27 岁。

2015 年 5 月 14 日初诊，诉腹泻 3 年余，一般进食后即泄，伴腹痛，排溏烂黄便，日五六次，时有里急后重感；左下腹时有疼痛，喜温喜按，神疲乏力，少气懒言，口不干苦，双下肢水肿，按之凹陷。舌质淡红，苔少，脉滑。

诊断　泄泻——脾虚湿困。治以健脾益气，化湿止泻。拟参苓白术散加减方如下：

党参 12g	白术 10g	茯苓 12g	甘草 8g
山药 12g	白扁豆 12g	白芍 15g	木香 10g
丹参 20g	红花 10g	黄连 5g	

6 剂。

2015 年 5 月 25 日二诊，精神转好，腹泻次数较前减至每日 3 次，大便成形，排便时仍伴里急后重感；左下腹时有隐痛，喜按，时口干苦，纳食好转。舌质淡红，苔薄黄，脉滑。虑其脾胃虚弱，气滞血瘀，治以理气活血，化湿止泻。拟方如下：

法半夏 12g	茯苓 10g	陈皮 10g	甘草 8g
枳实 10g	木香 10g	麦芽 15g	黄连 6g
红藤 20g	红花 8g	薏苡仁（自备）30g	

6 剂。

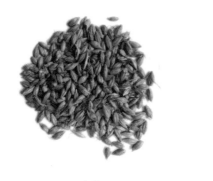

麦芽

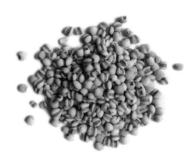

薏苡仁

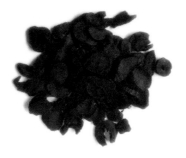

枳实（蒸）

服药 6 剂后患者无不适，纳眠均好转，嘱其服用小米粥以滋养胃阴继续调养，忌食油腻、辛辣之品。

按 《素问·阴阳应象大论》云："清气在下，则生飧泄。""湿胜则濡泄。"《素问·举痛论》又云："怒则气逆，甚则呕血及飧泄。"纵观古籍，泄泻一证，与饮食、起居及情志相关。而脾虚湿盛，则是发病之关键病机。《素问》中指出"脾为孤脏"，居中央土位，主运化，司升降，健运四维。若脾为饮食、情志所伤，失于温煦，脾气亏虚，升清降浊失司，水反为湿，谷反为滞，则泄泻内生。泄泻要点在于辨寒热虚实、暴泻久泻。初诊，此案患者泄泻病史 3 年余，食后即泄，为典型脾胃虚弱的表现。脾阳不足，胃无以腐熟食物，脾无以运化水液，水湿内生，清浊不分，清气下行，故见泄泻；水湿停滞，肠道传化失司，气机不畅，故见腹痛；脾失于温煦，肝木下陷无以升清，郁于下焦，故见左下腹隐痛，喜温喜按；清气不升，无以上荣头目，脾气亏虚，无以主四肢，故见神疲乏力，少气懒言；湿性下行，水湿聚于下焦，故见双下肢凹陷性水肿。舌脉均为其佐证。本方以参苓白术散为基础加减，以健脾益气，化湿止泻。其中四君子汤为君，以健脾益气，臣以山药、白扁豆，助君药固护脾土。此外，患者排便前有明显里急后重症状，提示肠道气血不畅，故佐以白芍、木香行气缓急，丹参、红花活血养血。气血相和，方能阴阳相调。虑湿浊蕴久化热之患，故加黄连清热燥湿止泻。本方一方面以健运脾胃中焦为本，养气血生化之源；另一方面顾及患者的伴随症状，理气和营养血，注重气血运行顺畅，亦为本方用药一大特点。若患者出现腹部绞痛，伴里急后重、大便臭秽等情况，可在上方基础上去白芍、木香、红花、丹参，加败酱草、红藤、二陈、薏苡仁加强清热化湿之功用。二诊，患者经口服前方后大便次数减少，提示经治疗后脾气渐充，脾阳渐长，但长期以补益之剂治疗，容易壅滞脾胃而生湿热。湿热内蕴，气血不畅，肠道气机不行，因此仍有里急后重之症；气机郁结于左下腹，按之得舒，提示脾土仍有不足，兼有肝木气机不和的情况，肝木郁而易从热化，故见口干苦。结合舌脉，均提示患者目前湿热郁结、气血壅滞的情况，宜温通消滞结为之。本方拟二陈汤加用行气、活血、清热、祛湿之品，实则取用桃核承气汤、少腹逐瘀汤等经方之意。前方去党参、白术、山药、白扁豆等补益之品，以二陈为基础，在健脾时兼理气化痰湿为长；改白芍之敛阴柔肝，予枳实、木香以行气，红藤、红花以养血，更重用薏苡仁加强其清热利湿之功用，使湿邪从小便而去；予麦芽以健脾消食，同时能少升清气；少佐黄连，苦以燥湿。若患者仍反复腹泻，可加用赤石脂、败酱草、牛膝等品，引药下行，同时加强涩肠止泻、清热利湿之功用。

⊙ **案例二**

樊某，男，37岁。

2002年5月17日初诊，诉经外院查诊为溃疡性结肠炎，中西医治疗数年不愈。拟方如下：

白芍20g	当归10g	川芎6g	五灵脂10g
蒲黄6g	银花30g	侧柏叶15g	槐角15g
泽泻8g	肉桂5g	桂枝6g	甘草15g

3剂。下次可用桃仁、滑石，后用山药、莲子、赤芍、白术。

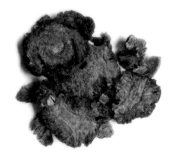

川芎

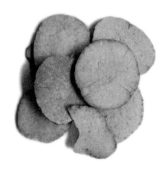

泽泻

2002年6月1日二诊，好转。拟方如下：

赤石脂25g	干姜6g	白术10g	干地黄20g
侧柏叶15g	白芨15g	黄芩10g	龙眼肉8g
甘草10g			

3剂。兼服诺氟沙星（氟哌酸）。

2002 年 6 月 8 日三诊。拟方如下：

赤石脂 25g	白术 10g	干地黄 25g	侧柏叶 20g
蒲公英 30g	苦参 10g	茯苓 10g	泽泻 10g
甘草 10g			

3 剂。下次可加赤芍。

2002 年 6 月 17 日四诊。续上方，3 剂。

2002 年 7 月 1 日五诊。拟方如下：

赤石脂 30g	白术 10g	生地 20g	山药 30g
附子 5g	当归 10g	黄连 4g	薏苡仁 20g
鲜柏叶（自备）50g		马齿苋（自备）20g	甘草 12g

4 剂。

2002 年 9 月 11 日六诊。拟方如下：

赤石脂 25g	白术 10g	生地 15g	山药 20g
薏苡仁 30g	鲜柏叶（自备）50g	干姜 6g	黄芪 15g
甘草 12g			

8 剂。

2002 年 9 月 20 日七诊。拟方如下：

赤石脂 25g	白术 10g	薏苡仁 20g	鲜柏叶（自备）50g

干姜 8g 黄连 4g 黄芩 15g 赤小豆 20g

党参 20g 甘草 10g

4 剂。

　　按 该医案四诊缺失，内容不详，诚为可惜，为保持医案原貌，未作文字增损，顾其疗效确切，仍不失为治痢经验佳作，故尝予分析。溃疡性结肠炎临床表现为腹泻、黏液脓血便、腹痛。病情轻重不等，多呈反复发作的慢性病程。据其表现，此案可归于中医"泄利"范畴。初诊，此案患者的泄利乃气血失调，寒湿入内搏结气血所致，取芍药汤、当归芍药散、失笑散诸方之义，以建活血止痛、温脏止血之功。方中重用白芍养血和营、缓急止痛，配以当归、川芎、五灵脂、蒲黄养血活血，体现了"行血则便脓自愈"之义；银花清热解毒，以治肠道疮疡；侧柏叶、槐角止肠道之血；泽泻泻肠道之湿邪；肉桂、桂枝辛温，散脏寒以止痛；甘草和中调药，与白芍相配，又能缓急止痛，亦为佐使。诸药合用，寒湿去，血脉通，气血调和，故下痢、腹痛可愈。二诊，诸症好转，自拟方中赤石脂涩肠止血止泻，为君；臣以干姜、白术、甘草温补脾气，干地黄滋阴活血，侧柏叶、白芨收敛止血；佐以黄芩，清肠腑之热，白芨、黄芩、龙眼肉以养血；甘草调和诸药为使。三、四诊，虑肠腑有湿热，上方去干姜、白芨、黄芩、龙眼肉，加蒲公英、苦参、茯苓、泽泻，以清肠腑湿热。五诊，上方去清热祛湿之蒲公英、苦参、茯苓、泽泻，加山药以健脾，附子以温阳，当归以活血，黄连以清热，薏苡仁以祛湿，鲜柏叶以止血，马齿苋以止痢。全方寒温并用、攻补兼施。六诊，诸症好转，上方去附子、黄连、当归、马齿苋，加干姜、黄芪，在涩肠止血的基础上加强健脾益气之力。七诊，上方去生地、黄芪，加黄连、黄芩、赤小豆、党参，以加强清肠腑湿热之力。纵观其治，痢疾重在调脏腑气血、清肠腑之邪。需细观气血之盛衰、邪之寒热以调之，不可一方到底。

痞证案

陈某，男，53 岁。

2015 年 1 月 23 日初诊，诉胃脘痞满、口中泛酸 1 月余，自觉胃脘胀闷，反酸嗳气，气逆而上，善太息，嗳气后得舒，饮食后加重，反复多日，纳食减少，少气懒言，口中干苦。睡眠尚可，小便色黄、量中，大便日 3 次，便前腹部绞痛，便后得舒，大便质溏烂，无里急后重感。舌质暗红，舌体较瘦，上有瘀点，苔薄白，脉弦细。

诊断 痞证——湿浊中焦，肝气犯脾。治以理气化湿，疏肝理脾，活血止痛。拟温胆汤加减方如下：

法半夏 10g	茯苓 10g	陈皮 10g	甘草 8g
枳实 10g	木香 10g	麦芽 30g	黄连 5g
丹参 15g	红花 8g		

6 剂。

2015 年 2 月 2 日二诊，服前方后反酸、嗳气得缓，仍纳呆，进食后胃脘仍有痞满，无口干苦，纳食较前稍增长。睡眠可，小便色黄、量中，仍便溏，日 1 次。舌淡红，瘀点较前减少，舌体转胖大，苔薄白，脉弦细。拟方如下：

党参 10g	白术 8g	茯苓 12g	甘草 8g
法半夏 10g	陈皮 10g	木香 10g	黄连 5g
麦冬 10g	麦芽 30g	山楂 10g	大枣（自备）3 枚

6 剂。

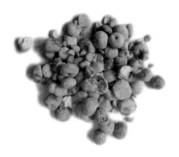

法半夏

服药后患者反酸、胃痞之症均大为好转。嘱日后清淡饮食调养，忌寒凉生冷之品。可食用胡椒猪肚汤、生姜红糖汤等进一步调养。

按 《景岳全书·杂证谟·痞满》曰："痞者，痞塞不开之谓；满者，胀满不行之谓。"胃脘痞满不舒，基本病机多为脾胃升降功能失司，究其原因，可由外邪、饮食、情志内伤等引起，病位在胃，却与肝、脾关系密切。此案患者初诊口中泛酸，时时嗳气，善太息，可见情志抑郁，肝气疏泄失司，横逆中土，酸为肝之味，肝气不舒，乘脾犯胃，故见泛酸、嗳气，太息则肝气暂时得舒；饮食后痞满加重，纳呆、少气懒言可见脾土已虚，清阳不升；脾土不运化水湿，故见便溏；肝木乘土，气机不畅则痛，故见排便前腹部绞痛，便后气机舒畅，故见疼痛缓解；气滞日久，气血不畅，瘀血内生，故见舌质暗红，舌体较瘦，上有瘀点；脉弦细为上症之佐证。急则治其标，本方以温胆汤为基础化裁加减，一方面取其理气化湿之功，另一方面取其健脾和中之力。《金匮要略》指出："见肝之病，知肝传脾，当先实脾。"通过健中焦之枢而运四维。加味枳实、木香，助陈皮行气通滞；加味麦芽，以消食开胃导滞，同时助肝木生发，恢复其左升右降之路；丹参、红花以活血化瘀，通其瘀结，使气通行；少佐黄连，以清气郁之热。全方共奏理气化湿、活血止痛、健脾疏肝之功。二诊，服用前方后患者反酸、嗳气较前缓解，说明肝气得舒，然脾气之虚损仍在。与前方相比，本方以陈夏六君子为主方，以加强健脾和中之功用。方中加味党参、白术、茯苓、甘草、大枣，以补脾土之本；法半夏、陈皮、木香理气通滞，又加用麦冬滋养胃阴，助其腐熟之能；尤以山楂配伍麦芽加强消食导滞之力，以恢复脾土升降运化之功能；仍配伍黄连清泻其郁热，不至于滋补之壅滞。纵观其治，此案标本间杂，李老分而治之，首解其肝郁湿浊，后培其脾土，未一统而治，可见其遣方用药如排兵布阵，洞察病机，主次有序，诚为后学之师。

胃脘痛案

⊙ **案例一**

陈某，男，27 岁。

2015 年 10 月 12 日初诊。患者平素嗜食肥甘、辛辣，现胃脘隐痛、泛酸、呃逆 2 月余，伴胃脘部嘈杂似饥。进食后脘腹满闷不舒，每遇天气转冷、情志不舒时加重，嗳气后得舒，须臾复加重。口中泛苦，口气重浊，反胃，恶心欲呕，晨起呕出少量痰涎，纳食减少，少气懒言，精神倦怠。睡眠尚可，小便色黄、量中，大便日 3 次，大便质溏烂，伴里急后重、肛门灼热感。舌质淡暗，舌体胖大，上有瘀点，苔白腻，脉弦细。

诊断 胃脘痛——湿浊中阻，气血不畅。治以化湿和中，行气活血。拟二陈汤加减方如下：

法半夏 10g	陈皮 10g	茯苓 10g	玉米须 30g
枳实 10g	木香 16g	黄连 6g	红藤 20g
红花 8g	甘草 8g		

6 剂。

2015 年 11 月 1 日二诊，服前方后胃脘疼痛缓解，纳眠改善，但大便仍有里急后重感，大便偏溏烂，日行 1 次，小便清、量正常。舌淡胖，苔白腻，脉濡。拟方如下：

党参 12g	白术 12g	茯苓 12g	甘草 8g
干姜 5g	山药 15g	黄连 5g	生姜（自备）6 片
木香 10g	槟榔 5g	赤石脂 15g	薏苡仁 20g

6 剂。

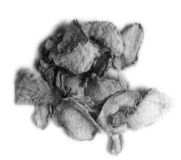

干姜

  按 《灵枢·邪气脏腑病形》曰："胃病者，腹胀，胃脘当心而痛。"胃脘痛一病，或因饮食，或因情志，或因外邪之病。初诊，纵观此案患者，嗜食肥甘、辛辣，饮食不节，脾胃乃伤，脾气亏损，湿浊内生，气血失调，不通则痛，故见胃中隐痛；气滞不行，清阳不升，故见大便溏烂；浊阴不降，故见嘈杂似饥，满闷不舒；气不降而上逆，故见反胃恶心，呕吐痰涎；脾胃虚弱，中土不运，饮食不化，气血生化之源不足，故见少气懒言，神疲乏力；脾气亏虚，肝气横逆，胃失和降，故情志不舒时加重；口中泛苦、里急后重、肛门灼热乃湿邪有化热之象。《临证指南医案》曰："胃痛久而屡发，必有凝痰聚瘀。"痰瘀互结，故见舌有瘀斑，脉象弦细为气滞血瘀之象也。总而言之，患者既有脾胃亏虚之本，又有湿浊中阻之标实。叶天士有云："通字须究气血阴阳。"对于此案患者，应以清中汤为主方加减，其中二陈为君，降逆化痰，理气和中，相辅相成以化湿浊，湿去而热自清；臣以玉米须助二陈健脾渗湿，调畅三焦，使水湿化为精微物质而各有归处；枳实、木香行气理气，气行而痛自消；佐以黄连清热燥湿，红藤、红花以活血化瘀；使以甘草，甘以调和。二诊，口服前方后可见患者湿浊之邪大解，气血郁滞得畅，但脾胃长期受饮食所伤，脾胃之气未能恢复，中土为湿所困，不能运筹四维，故气机仍下陷，影响肠道传化，故见里急后重；脾失温煦，谷气下行，故见便溏。因此治以理中汤加减，其中四君健脾益气，干姜温中和胃，山药、茯苓健脾利湿，以培固中焦之本；又用黄连清热燥湿，生姜散水邪；木香、槟榔行气导滞，赤石脂涩肠止泻；加用薏苡仁以使湿邪从小便而去，清浊各有归处，气血条畅，而里急后重自去，脾胃之气得健。服用上方后患者不适大减，饮食恢复。

⊙ **案例二**

郑某，女，44 岁。

2015 年 5 月 21 日就诊，诉 10 年前因胃脘部反酸、隐痛不适，于医院查胃镜有萎缩性胃炎（具体不详，未见报告单），经治基本好转。但近 2 年来胃脘部时有反酸、隐痛反复，食欲不振，纳食后加重，伴大便 5 ~ 6 日一次，质软成形，无里急后重感，但排便费力，少腹部每日闷痛不舒，无恶心呕吐，无腹泻。小便色黄、量正常，无尿频、尿急、尿痛。经期正常，但色淡，量少，无血块。舌淡暗，苔白，脉细涩。

诊断　胃脘痛——气滞血瘀，胃阴不足。治以行气化瘀，滋养胃阴。拟方如下：

法半夏 10g	陈皮 10g	木香 10g	青皮 10g
枳实 10g	丹参 15g	红花 10g	麦冬 12g
麦芽 30g	黄连 4g	甘草 8g	

6 剂。

用药后患者再无反酸不适。

按　《景岳全书·心腹痛》曰："胃脘痛证，多有因食、因寒、因气不顺……因虫、因火、因血者，惟食滞、气滞、寒滞者最多。"又言"久病者多虚"。纵观此案患者，中年女性，萎缩性胃炎病史多年，久病者多虚，素体脾胃之气亏损，气机升降不畅，不通则痛，故见反复胃脘部隐痛；脾胃亏虚，肝木克土，肝气横逆，胃失和降，酸味属肝，故见反复反酸；脾气亏虚，无以消谷化饮，故见食欲不振，纳食后胃痛加重；气滞不行，肠道传化失司，无以推动大便排出，故见排便费力；浊阴不降，气机阻滞，郁于下焦，故见少腹闷痛不舒；气血生化无权，故见月经色淡；久病必瘀，故见舌淡暗，脉象细涩。叶天士有云："通字须究气血阴阳。"对于此案患者，李老以通为用，攻补兼施，治以行气化瘀，是气滞血瘀俱去，脾胃升降恢复，气血得以化生。方中法半夏行气散结，为君。臣以陈皮、木香、青皮、枳实行气理气，气行而痛自消；丹参、红花以活血化瘀止痛。佐以麦冬滋养胃阴；麦芽消谷化积，助水谷腐熟，精微化生，兼以疏肝理气；少佐以黄连，以清胃肠积热。使以甘草，甘以调和。诸药以通为补，使气机条畅，湿浊瘀阻自去，而清气自生。纵观全方，李老治胃脘痛注重一个"通"字，气血通畅，肠胃得通，胃脘痛自可缓解。

⊙ **案例三**

毛某，男，26岁。

2015年1月2日初诊，诉近一年来反复自觉进食后胃脘部疼痛、痞满不适，胃痛时拒按，痛处固定不移，饮水、进食辛辣后明显，时呕吐泡沫样痰涎，时有反酸嗳气。遂至当地医院检查，查胃镜示：①胃体充血潮红；②胃窦充血水肿、糜烂。可能有慢性鼻窦炎史，既往反复鼻出血，秋冬或进食辛辣后多发。喜冷饮，口干苦甚，纳可，眠可，小便黄，大便软。舌红，苔薄黄，苔面干，脉弦细。

诊断 胃脘痛——气滞血瘀，化热伤阴。治以行气活血，清热养阴。拟清中汤加减方如下：

法半夏 10g	陈皮 10g	茯苓 10g	木香 10g
枳实 10g	麦冬 12g	麦芽 30g	黄连 5g
蒲黄 10g	红花 10g	甘草 8g	

6剂。嘱患者忌辛辣、温燥及生冷寒凉之品。

2015年2月12日二诊，服药后胃痛较前减轻、鼻血较前减少。但患者未遵医嘱，嗜食辛辣，仍有鼻部出血，经压迫可止，尿黄未减；纳眠可，大便软，日一次。舌红，苔薄黄，苔面干，脉弦细。治以清热凉血，行气活血。拟方如下：

小蓟 15g	生地 10g	蒲黄 10g	丹参 15g
红花 10g	没药 8g	栀子 6g	黄连 5g
乌贼骨 12g	柴胡 8g	枳实 10g	山楂 10g
甘草 8g			

6剂。

患者服药后胃痛、鼻血大减，嘱其服用小米粥调养脾胃，可后续口服玉女煎、沙参麦冬汤等滋养胃阴之品。或原方去山楂、红花，加大枣、麦芽、白术、陈皮，继续口服6剂。

按 初诊，纵观此案患者，青年男性，胃脘疼痛病史近一年，伴有反复鼻出血病史。足阳明胃经起于鼻翼旁（迎香穴），挟鼻上行，左右侧交会于鼻根部，旁行入目内眦，与足太阳经相交，向下沿鼻柱外侧。四诊合参，考虑胃经郁热，热灼血络，血不归经，故见反复鼻部出血，进食辛辣刺激或秋冬干燥时多发，且胃镜下见胃体、胃窦充血。胃经有热，故见患者口干苦甚，喜冷饮，小便黄而舌苔薄黄；脾胃亏虚兼有胃热，影响胃气下行，胃以降为和，胃失和降，故见胃脘疼痛、痞满不适，反酸嗳气；而气滞无以行血，气血瘀滞，故见痛处固定不移；脾胃之气亏虚，无以消谷化水，故见饮水后胃脘疼痛加重。舌脉均为佐证。叶天士有云："初病在经，久痛入络，以经主气、络主血……凡气既久阻，血亦应病，循行之脉络自痹，而辛香理气、辛柔和血之法，实为对待必然之理。"李老处方以通为用，理气和血，使气血和，疼痛自消。方以清中汤为主方加减，其中二陈为君，以降逆和中；臣以木香、枳实行气止痛；佐以麦冬配伍麦芽，滋养胃阴兼疏肝理气，助水谷腐熟，健运脾胃，补气血生化之源；少佐以黄连清热燥湿，蒲黄、红花以活血化瘀。使以甘草，和中调药。诸药着重于调理中焦气血，使气血和而疼痛自消。6剂后气血当和，可考虑去木香，加用栀子以治鼻，清解三焦实热，再加乌贼骨以固摄止血。二诊，患者胃痛较前减轻、鼻血较前减少，但进食辛辣燥热之品后仍有出血。考虑阳明为多气多血之经，而患者本阳热之体，邪气从阳化热，迫血妄行；热入膀胱，可见小便黄浊，故处方以清热凉血为法，以小蓟饮子加减。方中小蓟甘凉入血分，功擅清热凉血止血，又可利尿通淋，是为君药。生地甘苦性寒，凉血止血，养阴清热；蒲黄、丹参、红花、没药助君药凉血止血，并能消瘀，共为臣药。君臣相配，使血止而不留瘀。热在下焦，宜因势利导，故以栀子清泄三焦之火，导热从下而出；黄连引诸药入胃经，清解胃经实热，性凉味苦以坚阴，使血不妄行，合而为佐；尤以乌贼骨收敛固摄，柴胡、枳实行气，斡旋升降，使气顺而血归经；加山楂消食和胃。使以甘草，和中调药。诸药合用，共成凉血止血为主、利水通淋为辅之方。

咳嗽案

⊙ 案例一

李某，女，57 岁。

2014 年 8 月 12 日就诊。患者咳嗽，痰黄、黏稠难咯，胸膈痞闷。舌质暗，苔白腻，脉弦。有慢性咽炎史。

诊断 咳嗽——痰热蕴肺。治以清热化痰，理肺止咳，兼以活血通脉。拟方如下：

苏子 15g	连翘 12g	黄芩 10g	栀子 8g
牛蒡子 15g	法半夏 15g	蒲黄 8g	丹皮 10g
赤芍 10g	红花 8g	生姜（自备）3 片	甘草 6g

6 剂。

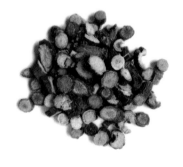

赤芍

按 此案患者咳嗽咯黄痰，痰黏稠难咯，此乃痰阻气滞，气郁化火，痰热互结所致。热淫于内，灼津成痰，痰热互结，肺失清肃，故咳嗽痰黄、黏稠难咯；胸膈痞闷，为痰热内结，气血阻滞所致。

舌质暗，苔白腻，脉弦，亦为痰湿内阻，气血运行不畅之象。汪昂云："气有余则为火，液有余则为痰，故治痰者必降其火，治火者必顺其气也。"故治以清热化痰，理肺止咳，兼以活血通脉。方中苏子辛温，降气化痰，止咳平喘，为君。臣以连翘性味辛寒，清热解毒，黄芩苦寒，清热燥湿，栀子清热泻火，三者相合，尤擅于清中上焦之热，牛蒡子长于宣肺祛痰，清利咽喉，与苏子相配，一宣一降，协调肺之宣降之功，法半夏燥湿化痰，散结气。佐以蒲黄、丹皮、赤芍、红花活血通脉，生姜既可防寒凉太过，又可制法半夏之毒，且可化痰。使以甘草顾护中气，且调和诸药。诸药合用，共奏气血共治之功。

⊙ **案例二**

叶某，女，67 岁。

2014 年 6 月 18 日就诊，诉胸闷，咳痰，痰白，下肢凉，软弱无力，怕冷，小便清白，大便可，寐可。有慢性支气管炎史、"三高"史。

诊断 咳嗽——脾肾亏虚，痰浊蕴肺。治以健脾温肾，化痰活血。拟异功散加减方如下：

党参20g	茯苓10g	白术10g	陈皮10g
肉桂10g	竹茹20g	生姜（自备）3 片	丹参15g
甘草8g			

6 剂。温服，日 1 剂。

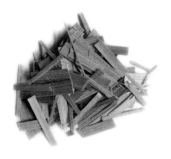

竹茹

服药后电话随访，患者诉已无胸闷、咳痰，故未来复诊，遂嘱其自行买理中丸口服，以补脾阳，待无下肢凉、软弱无力、怕冷等症状后，即可停服，期间如有不适，及时随诊。

按 此案患者之咳嗽，虑其脾肾亏虚，痰浊蕴肺所致。胸闷、咳痰、痰白，此乃痰浊实于上所致；下肢凉、软弱无力、怕冷、小便清白，此乃脾肾衰于下所致；又因"脾为生痰之源，肺为贮痰之器""肾主水"，治痰不治其源，非其治也，故治以健脾温肾，化痰活血。方以异功散加减为法。方中以异功散健脾行气；肉桂温壮肾阳，以治生痰之源；竹茹增清肺化痰之力，生姜温肺胃，既可温中，又可防竹茹之寒肺；痰阻气血胸痹，故加丹参活血化瘀。诸药共用，共奏健脾温肾、化痰活血之功。纵观全方，值得深思，"五脏六腑皆令人咳，非独肺也"，此案若非治痰之源，只顾清肺之痰，恐反复难愈，病程缠绵。今观李老之治，可谓治病求本也。

不寐案

⊙ 案例一

佚名，女，63 岁。

2015 年 7 月 2 日就诊，诉失眠，小便稍黄。口唇内侧有紫斑，脉弦细。有高血压病史，血压不详。拟方如下：

桑叶 10g	白芍 15g	夏枯草 8g	薄荷 3g
珍珠母 30g	栀子 6g	山楂（自备）30g	夜交藤 18g
丹参 20g	红花 6g	生地 12g	木香 10g

6 剂。若大便溏加牡蛎，去栀子则施加大枣。

按 不寐的病机总属营卫失和，阴阳失调为本，或阴虚不能纳阳，或阳盛不得入于阴。对脏腑而言，肝藏魂，魂不守舍则卧不安。本证因肝阴虚，肝阳动，魂不安，故见失眠；且肝主疏泄，滞久则血瘀，故见口唇内侧有紫斑。治以平肝定魂，兼疏肝活血。方中桑叶、白芍、夏枯草、薄荷、珍珠母、栀子平肝定魂以助眠，山楂消食以解郁，夜交藤、丹参宁心安神，且予红花、生地活血化瘀，气为血之帅，故以木香行气助行血。观其证治，可见李老治失眠重在调阴阳、定肝魂。

⊙ 案例二

孙某，女，53 岁。

初诊，诉虚烦失眠，头目晕眩，咽干口燥。舌红，脉弦细。拟方如下：

龙骨 12g	珍珠母 30g	酸枣仁 15g	白芍 12g
木香 10g	薄荷 5g	丹参 15g	夜交藤 20g
生地 18g	大枣 12 枚		

6 剂。温服，日 1 剂。下次加当归、合欢皮。

二诊。拟方如下：

珍珠母 30g	磁石 20g	草决明 15g	酸枣仁 15g
木香 10g	薄荷 5g	丹参 15g	夜交藤 25g
生地 18g	大枣 12 枚	合欢皮 15g	枸杞 30g

6 剂。下次用三子养亲汤加减。

按 魂不藏则卧不安。本证由肝阴血不足，虚热内扰，魂不守舍所致。初诊，方中龙骨、珍珠母重镇安魂，酸枣仁、白芍补肝血，敛肝阴，滋补肝之体，木香、薄荷清肝疏肝，丹参、夜交藤、生地宁心安神兼活血，大枣健脾补血。诸药共奏平肝安魂、疏肝宁神之功。二诊，患者症状好转，加磁石、草决明以平肝潜阳，合欢皮疏肝解郁，枸杞滋养肝肾。观其证治，可见李老治失眠重藏肝魂。

多梦案

张某，男，69 岁。

1999 年 5 月 28 日初诊，诉有梦而起腰酸软。拟方如下：

黄连 5g	龙骨 24g	珍珠母 30g	当归 9g
天冬 15g	山药 25g	芡实 25g	茯苓 9g
白茅根 20g	甘草 6g		

3 剂。五味子、五倍子、金樱子、紫石英、莲须可加。

1999 年 6 月 3 日二诊。拟方如下：

黄连 5g	龙骨 24g	珍珠母 30g	当归 9g
天冬 15g	山药 25g	芡实 25g	茯苓 9g
白茅根 24g	甘草 6g		

3 剂。

1999 年 7 月 1 日三诊。拟方如下：

黄连 4g	龙骨 25g	珍珠母 30g	天冬 15g
山药 30g	芡实 25g	茯苓 9g	白茅根 20g
白芍 9g	甘草 6g		

3 剂。

1999 年 7 月 9 日四诊，好转。拟方如下：

黄连 4g	龙骨 25g	珍珠母 30g	天冬 12g
山药 35g	芡实 25g	茯苓 9g	白茅根 20g
白芍 9g	甘草 9g		

3 剂。

1999 年 9 月 1 日五诊。拟方如下：

龙骨 24g	珍珠母 24g	麦冬 10g	山药 30g
芡实 25g	陈皮 8g	白茅根 15g	白芍 10g
桑葚子 15g	女贞子 15g	栀子 10g	

3 剂。同服诺氟沙星（氟哌酸）。

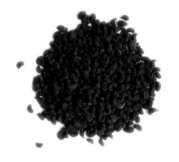

女贞子

　　按　机体脏腑、气血、阴阳失调皆可致多梦。此案患者肾阴亏于下，心火亢于上，相火妄动，魂不安舍，故梦多而腰酸软。初诊取黄连安神丸加减之义。治以清心安神、益气养阴。方中黄连苦寒，入心经，直折心火，以除烦热为君；龙骨、珍珠母入心肝经，助黄连镇压亢盛心火以安神，且重镇安魂，使魂归于肝，以当归、天冬滋阴养血，为臣；佐以山药、芡实健脾固肾安神，茯苓健脾宁心安神，坚固意志以安神，白茅根甘寒，清热利尿，导热下行；甘草调和诸药为使。二诊，好转，守上方。三诊、四诊，去当归，加白芍柔肝养肝。五诊，心火已清，加桑葚子、女贞子以资肝肾之阴，天冬更麦冬以养胃阴，栀子以清肝火，茯苓更陈皮以燥湿健脾。纵观其治，李老治多梦以重镇安神，直折心肝之火，滋养肝肾之阴为要。

淋证案

⊙ 案例一

朱某，女，32 岁。

2009 年 5 月 17 日就诊，诉产后因肾结石引起左侧少腹疼痛。拟方如下：

党参 30g	黄芪 15g	当归 10g	白芍 20g
栀子 80g	白茅根 15g	郁金 15g	乌药 10g
续断 15g	甘草 10g		

2 剂。

按 此案主治产后淋证。患者既往气血亏虚，痰湿内蕴，虑其产后气血未复，湿热蕴结不通，故发为腹痛，切不可纯以攻邪为法，需攻补兼施，故以益气补血、清热通淋为法。方中党参、黄芪补气健脾，当归、白芍养血活血，栀子、白茅根、郁金清热通淋，乌药行气止痛，续断补肾排石，甘草调和诸药。今观李老治淋证，医法圆通，切忌犯虚虚实实之戒。

⊙ **案例二**

方某，男，50 岁。

2010 年 3 月 18 日初诊，诉尿急伴腰部隐痛 3 月余，小腹冷痛。医院查 B 超示：左肾结石，前列腺增生。舌红，苔黄腻，脉弦数。

诊断 淋证——湿热蕴结，气滞血瘀。治以清热利湿，行气止痛。拟五味消毒饮加减方如下：

金钱草 20g	蒲公英 15g	紫花地丁 15g	皂角刺 20g
丹参 20g	荔枝核 12g	川楝子 10g	红花 8g
生地 10g	郁金 12g		

3 剂。

2010 年 4 月 27 日二诊，患者经治仍有尿频、尿急，诉近日左侧小腹疼痛拘急延至下肢，肾区叩击痛。舌红，苔薄黄，脉弦沉。考虑疼痛与结石有关，原方清热行气力强而通淋行水不足，故予三金汤加减，以清热利湿，排石通淋，拟方如下：

金钱草 30g	海金沙 8g	鸡内金 10g	滑石 10g
石韦 10g	萹蓄 10g	乳香 8g	没药 8g
元胡 10g	当归 15g	怀牛膝 15g	

3 剂。

2010 年 5 月 16 日三诊，患者诉经治症状皆有明显好转，但腰部仍有酸冷感，考虑目前疼痛大减，属正虚邪衰，此时当攻药中加以补药，故去行气止痛药，加续断、杜仲以滋补肝肾，拟方如下：

金钱草 30g	海金沙 10g	鸡内金 10g	滑石 10g
石韦 10g	萹蓄 10g	瞿麦 10g	杜仲 12g
续断 15g	甘草 5g		

6 剂。

　　按　泌尿系结石在中医中属于石淋范畴，皆因"肾虚而膀胱有热"，初诊予清热、活血、行气、止痛处理，效果不显。二诊考虑疼痛与结石有关，原方清热行气力强而通淋行水不足，予以清热利湿，通淋排石，选用三金汤。使用本方需根据临床症状、体质佐以行气、止痛、活血、温阳、补肾等。方中以金钱草性平味咸，入肝、肾、膀胱经，可利尿通淋排石；海金沙味甘性寒，入小肠、膀胱经，可利水通淋，助金钱草排石；加滑石、石韦、萹蓄等清热利水之品，促使结石从尿中排出；乳香、没药、元胡、当归行血止痛，怀牛膝补肝肾。三诊，患者诉症状皆有明显好转，但腰部仍有酸冷感，考虑目前疼痛大减，属正虚邪衰，此时当攻药中加以补药，故去行气止痛药，加杜仲、续断以滋补肝肾，并加利尿通淋消石之品。

⊙ 案例三

方某，男，26 岁。

2010 年 2 月 5 日初诊，诉小便涩痛感 2 月余，肉眼血尿、自汗，活动时加重，腹部平片提示右侧输尿管结石。患者精神疲惫，舌淡红，苔黄腻，脉弦细。

诊断 淋证——湿热内停，气虚血瘀。治以清热利湿，兼以补气。拟三金汤加减方如下：

金钱草 30g	海金沙 10g	滑石 10g	冬葵子 10g
车前子 10g	石韦 10g	瞿麦 10g	萹蓄 10g
党参 20g	黄芪 20g	甘草 6g	

6 剂。

车前子

2010 年 2 月 28 日二诊，小便明显较前通畅，肉眼已无血尿，自汗明显减轻。舌淡红，苔较浅变薄，脉弦细。原方有效，在其基础上减轻药量，巩固疗效。拟方如下：

金钱草 25g	滑石 10g	冬葵子 10g	车前子 10g
石韦 10g	党参 15g	黄芪 15g	枸杞 30g
甘草 4g			

3 剂。

2010 年 3 月 28 日三诊，小便仍有少许不畅，无自汗。舌淡红，苔稍腻，脉弦细。考虑上方通淋之力不足，故去补气药物并加利尿通淋之品。拟方如下：

金钱草 30g	海金沙 10g	滑石 10g	冬葵子 10g
车前子 10g	石韦 10g	瞿麦 10g	萹蓄 10g
鸡内金 10g	威灵仙 20g	甘草 6g	

6 剂。

按 此案初诊治以清热利湿，通淋排石，选用三金汤，使用本方需根据临床症状、体质佐以补气。方中以金钱草性平味咸，入肝、肾、膀胱经，可利尿通淋排石，海金沙味甘性寒，入小肠、膀胱经，可利水通淋，助金钱草排石；以滑石、冬葵子、车前子、石韦、瞿麦、萹蓄等清热利水之品，促使结石从尿中排出。气虚，故加党参、黄芪；甘草调和诸药，且甘能缓，缓急止痛。二诊，诉小便明显较前通畅，肉眼已无血尿，自汗明显减轻。舌淡红，苔较浅变薄，脉弦细。原方有效，在其基础上去瞿麦、萹蓄，加枸杞滋阴补肾，巩固疗效。三诊，诉小便仍有少许不畅，无自汗。舌淡红，苔稍腻，脉弦细。考虑上方通淋之力不足，故去补气药物并加利尿通淋之品。纵观其治，李老治石淋以肾虚而膀胱有热为要，药物选择上，以冬葵子、海金沙、石韦、瞿麦等清热利水之品，促使结石从尿中排出。气虚者，加党参、黄芪；肾阴虚者，加熟地、枸杞等；肾阳虚者，加杜仲、续断等；肾绞痛者，加元胡、乳香、没药等。

⊙ **案例四**

刘某，女，70 岁。

2014 年 1 月 3 日初诊，诉小便不利，尿黄，小腹时感胀满里急。舌红，苔黄腻，脉数。

诊断 血淋——热结下焦。治以凉血止血，利水通淋。拟小蓟饮子加减方如下：

小蓟 15g	滑石 10g	淡竹叶 10g	木通 4g
白茅根 12g	当归 6g	赤芍 10g	陈皮 10g
甘草 8g			

4 剂。

2015 年 1 月 11 日二诊，上述症状均有所好转，但腰部隐痛。舌红，苔薄腻，脉滑沉。考虑患者仍有下焦瘀热，守原方的基础上去木通加生地，改赤芍为白芍，拟方如下：

小蓟 15g	滑石 10g	淡竹叶 10g	生地 10g
白茅根 12g	当归 6g	白芍 10g	陈皮 10g
甘草 8g			

4 剂。

按 此案主治血淋。"下焦热结，尿血成淋"，血淋的辨证要点为尿血，小便频数，赤涩热痛。初诊，其因为下焦瘀热，阻碍膀胱血络，尿随血出。治疗当以寒凉之品通利，"凉血止血，利水通淋"，方选小蓟饮子。方中小蓟甘凉，凉血利尿通淋，是治疗血淋的君药；

滑石、淡竹叶、木通、白茅根因势利导，助清热利水，当归、赤芍养血活血，陈皮行气止痛，甘草调和诸药。二诊，诉上述症状均有所好转，但腰部隐痛，舌红，苔薄腻，脉滑沉。考虑患者仍有下焦瘀热，守原方的基础上去木通加生地，改赤芍为白芍，以加强敛阴缓急之性。纵观其治，李老治热结下焦之血淋，以小蓟饮子为主方，疼痛明显者可加陈皮、元胡等行气止痛药物，亦可加牛膝、琥珀化瘀止痛；血淋有结石者，可加金钱草、海金沙、鸡内金排石；小便如油者可加萆薢以分清别浊。

心悸案

沈某，男，39 岁。

2000 年 8 月 29 日初诊，诉上一年冷热交替后，稍动心慌、气短，现浑身酸软，腹泻，经当地两次诊疗好转，又有反复，有时汗出。疑为心肌炎。考虑气阴两虚，心阳不振。拟炙甘草汤加减方如下：

生地 10g	炙甘草 15g	党参 25g	白芍 15g
麦冬 10g	当归 10g	桂枝 10g	酸枣仁 10g
丹皮 10g			

3 剂。下次可加龙眼肉、桃仁。下肢肿，肾阴阳虚者可用肾气丸，肾阳虚可酌增减，加服三磷酸腺苷（ATP）、维生素 B_1、诺氟沙星（氟哌酸）。

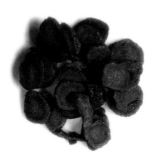
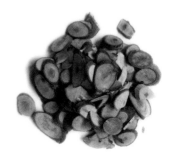

炙甘草　　　　　　　　　　　　　桂枝

2000 年 9 月 1 日二诊，病情好转，腹泻痛大缓，以益气健脾、益阴通阳、活血，攻补兼施。拟方如下：

党参 25g	茯苓 10g	白术 8g	山药 25g
陈皮 10g	当归 10g	川芎 6g	麦冬 10g

桂枝 10g   甘草 8g

3 剂。兼服三磷酸腺苷（ATP）、诺氟沙星（氟哌酸）。

2009 年 9 月 9 日三诊，病情好转。拟方如下：

党参 25g   茯苓 10g   白术 8g   山药 25g
陈皮 10g   川芎 6g   桂枝 10g   黄芪 30g
龙眼肉 5g   甘草 10g

3 剂。嘱以后若停中药，以三磷酸腺苷（ATP）、复合维生素 B、诺氟沙星（氟哌酸）服之。

2000 年 9 月 26 日四诊，腹痛止。拟方如下：

党参 30g   茯苓 10g   白术 8g   山药 30g
川芎 8g   桂枝 10g   黄芪 20g   龙眼肉 5g
甘草 10g

3 剂。加三磷酸腺苷（ATP）、复合维生素 B、诺氟沙星（氟哌酸）、胃安。

2000 年 10 月 7 日五诊，病情好转，但有时突然站起则头晕，予三磷酸腺苷（ATP）、复合维生素、杭菊花。下次可用地奥心血康。

    按 此案主治心悸、腹泻。虑其上一年曾受邪气外侵，内损心脾，心阳不振、阴血不足，故见心慌、气短、汗出；脾气不足，故见浑身酸软、腹泻。初诊以炙甘草汤加减，以滋心阴，养心血，益心气，温心阳。方中重用生地滋阴养血，为君，《名医别录》谓生地

"补五脏内伤不足，通血脉，益气力"；配伍炙甘草、党参益心气，补脾气，以资气血生化之源；白芍、麦冬、当归滋阴养血，桂枝辛行温通，温心阳，通血脉，共为臣药；酸枣仁安神敛汗，丹皮活血化瘀通脉，共为佐药。诸药合用，滋而不腻，温而不燥，使气血充足，阴阳调和，则诸症好转。二诊，病情好转，腹泻痛大缓，心慌、气短好转，续以益气健脾、益阴通阳、活血，攻补兼施。予参苓白术散加减。党参、茯苓、白术、山药健脾祛湿，陈皮燥湿行气止痛，当归、川芎养血活血，麦冬滋养心阴，桂枝温阳心脉，甘草益心气兼调和诸药。三诊，病情好转，于上方加黄芪健脾益气、龙眼肉养血安神，去当归、麦冬。四诊，诸症皆平，去陈皮，继续以健脾安神、活血通脉调养收功。观其证治，李老虑其心脾有损，一以贯之，分而治之，一者言其始终兼顾心脾，分者言其各有侧重，先重治其心，后重治其脾，运筹帷幄，遣药如用兵也。

胸痹案

⊙ **案例一**

周某，女，39 岁。

2006 年 2 月 18 日就诊，诉胸闷胸痛，伴心悸 3 天，加重 1 天。舌暗红，苔黄厚腻，脉弦数。

诊断　胸痹。治以活血祛瘀、疏肝泄热。拟方如下：

桃仁 10g	红花 10g	赤芍 10g	川芎 8g
怀牛膝 6g	生地 10g	当归 10g	桔梗 6g
枳壳 6g	柴胡 6g	川楝子 15g	青皮 15g
栀子 10g			

10 剂。

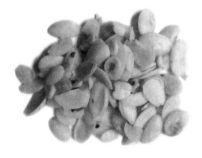

桃仁

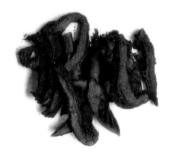

枳壳

按　胸痹诸症皆为瘀血内阻胸部，气机郁滞所致，即王清任所称"胸中血府血瘀"之证。胸中为气之所宗、血之所聚、肝经循行之分野。血瘀胸中，气机阻滞，清阳郁遏不升，治以活血化瘀，兼行气止痛。方以血府逐瘀加减。方中桃仁破血行滞而润燥；红花活血祛瘀以止痛，共为君药。赤芍、川芎助君药活血祛瘀；怀牛膝活血通经，祛瘀止痛，引血下行，共为臣药。生地、当归养血益阴，清热活血；桔梗、枳壳一升一降，宽胸行气；柴胡疏肝解郁，升达清阳，与桔梗、枳壳同用，尤善理气行滞，气行则血行，以上均为佐药。桔梗并能载药上行，兼有使药之用。合而用之，使血活瘀化气行，则诸症可愈，为治胸中血瘀证之良方。加入川楝子疏肝泄热，青皮加大破气行气之功，栀子清泄三焦之热。本案紧抓肝郁与血瘀的病理特点。肝为刚脏，其性调达，主一身气机。肝气郁滞，则气机不畅，气血不能周行，郁而化热，郁而成瘀。瘀血阻滞。心主血脉，血脉失常，不通则痛。故治疗胸痹不忘疏解肝气、清解肝热。

⊙ 案例二

郭某，女，28 岁。

2008 年 4 月 19 日初诊，诉胸痛，胸闷，心悸，口干苦，月经延期，眼睛暗淡无华。舌质暗红，苔黄，舌后紫斑成片，脉弦数。

诊断　胸痹、月经延期。治以理气化痰、凉血活血。拟方如下：

法半夏 10g	竹茹 20g	麦芽 20g	白茅根 15g
黄连 4g	红花 10g	生地 15g	丹皮 10g
白芍 10g	甘草 6g	栀子 10g	

3 剂。

2008 年 4 月 24 日二诊，症状减轻，舌质暗红，苔黄，脉弦数。拟方如下：

竹茹 20g	麦芽 20g	白茅根 20g	黄连 4g
红花 10g	生地 10g	丹皮 10g	白芍 10g
栀子 10g	王不留行 20g	甘草 5g	

3 剂。

2008 年 5 月 12 日三诊，诸症状较初诊时好转。治以活血化瘀，行气止痛。拟方如下：

桃仁 10g	红花 10g	丹参 15g	赤芍 10g
川芎 4g	怀牛膝 6g	生地 15g	当归 6g
桔梗 4g	枳壳 4g	柴胡 6g	栀子 10g

甘草 3g

3 剂。

按 本案主治胸痹、月经延期。本病为虚、痰、气、瘀、郁、热合而致病，故症状繁多，虚实夹杂。痰聚则气不行，气滞则血瘀，久郁化火，故治疗需从痰邪入手。多病则有痰作祟，故化痰为中心。初诊，方中法半夏和胃燥湿化痰，竹茹清胃化痰，麦芽健脾助其运化，加入凉血活血之药，使痰气祛，病可愈。二诊，症状减轻，虑其痰减而瘀热未清，故前方去法半夏，加王不留行以逐瘀热。三诊，上述症状好转，更血府逐瘀汤，活血化瘀，兼以行气止痛续后。方中桃仁破血行滞而润燥；红花活血祛瘀以止痛；丹参、赤芍、川芎助桃仁、红花活血祛瘀；怀牛膝活血通经，祛瘀止痛，引血下行；生地、当归养血益阴，清热活血；桔梗、枳壳一升一降，宽胸行气；柴胡疏肝解郁，升达清阳，与桔梗、枳壳同用，尤善理气行滞，使气行则血行；栀子泄三焦郁火；桔梗并能载药上行；甘草调和诸药。合而用之，使血活瘀化气行，则诸症可愈。

⊙ 案例三

李某，女，57 岁。

2014 年 6 月 11 日就诊，诉情绪抑郁，无咳嗽、咳痰，胸膈痞闷。舌质暗，苔白，脉涩。

诊断　胸痹——气血郁结。治以行气解郁，活血通脉。拟四逆散加味方如下：

柴胡 10g	白芍 10g	枳壳 10g	当归 8g
红花 10g	丹参 15g	丹皮 10g	栀子 8g
甘草 8g			

6 剂。水煎服，日 1 剂。

按　此案患者素有肝气郁结，而气为血之帅，气久郁则血亦因之瘀，故见情绪抑郁，胸膈痞闷，舌质暗，苔白，脉涩。治以疏肝解郁，活血通脉。方选四逆散加味。方中柴胡入肝胆经，升发阳气，疏肝解郁；白芍敛阴，养血柔肝，与柴胡合用，以补养肝血，调达肝气，可使柴胡升散而无耗伤阴血之弊；枳壳理气解郁，枳壳与柴胡配伍，一升一降，加强舒畅气机之功；以当归、红花、丹参、丹皮等活血之品，活血通脉；恐郁久化热，加栀子清热除烦；甘草补中且调和诸药。四逆散本为治阳郁厥逆证，现加活血之品以治气血瘀滞之胸痹证，为经方之活用也。

⊙ **案例四**

胡某，男，62岁。

2002年2月12日初诊，诉平素胸闷，偶有恶心欲呕，咳嗽、咯痰，晨起明显，口干、口苦，腹部胀闷不适，胃纳欠佳，失眠多梦，小便黄、少，大便较烂。舌质紫暗，苔腻微黄，脉滑大。有"高心病"病史。

诊断　①咳嗽——痰湿蕴肺；②胸痹——痰瘀阻脉。治以清热化痰，活血行气。拟温胆汤合平胃散加减方如下：

法半夏 10g	竹茹 15g	陈皮 10g	茯苓 10g
栀子 10g	石菖蒲 8g	佩兰 6g	苍术 6g
厚朴 6g	生姜 3g	当归 10g	丹参 15g
赤芍 15g	怀牛膝 15g		

2剂。温服，日1剂，每日服2次。

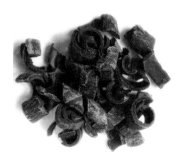

姜厚朴（以生姜汁炮制的厚朴）

2002年2月19日二诊，服药后胸闷较前好转，口干明显缓解，少许口苦，腹部胀闷较前减轻，胃纳好转，小便稍黄，大便稍烂。舌质暗红，苔薄稍黄，脉滑。拟方如下：

竹茹 15g	陈皮 10g	茯苓 10g	栀子 10g
石菖蒲 8g	佩兰 6g	赤芍 20g	怀牛膝 20g
蒲公英 20g	黄芩 10g	丹皮 15g	

3 剂。温服，日 1 剂，每剂服 2 次。

  按 本案主治咳嗽、胸痹。脾为生痰之源，肺为贮痰之器，今脾不健运，酿湿生痰，痰湿蕴结于肺，气机不畅，血亦为之阻遏，故有咳嗽、咯痰、纳差、便溏、胸闷诸症。口干、口苦、失眠多梦，为邪渐化热上扰之象，舌脉亦为痰瘀内阻之象。故治以清热化痰，活血行气。初诊，方选温胆汤合平胃散加减。方中法半夏辛温，燥湿化痰，和胃止呕，为君药；然证属痰热内扰，故配以甘淡微寒之竹茹，清热化痰，除烦止呕，与法半夏相配，可化痰和胃，顺降胃气，为臣药；陈皮理气行滞，燥湿化痰，茯苓渗湿健脾，栀子清热利湿，泻火除烦，石菖蒲、佩兰芳香升散降浊，化湿开胃醒脾，苍术燥湿化痰，再佐以厚朴下气，顺降胃气，生姜和胃止呕，诸药合用，以杜生痰之源；痰浊日久，气机不畅，瘀阻脉络，故配以活血化瘀之当归、丹参、赤芍、怀牛膝，经络气机通畅，则邪有出路。二诊，患者经清热利湿、和胃化痰治疗后，胸闷、腹胀、胃纳好转，无咳嗽、咯痰、恶心欲呕，可见痰湿已大减，但仍有少许口苦，小便稍黄，苔薄微黄，湿热未尽，故在原方基础上去法半夏、丹参、当归、厚朴、苍术、生姜，加蒲公英、黄芩、丹皮，以加强清热祛湿之力。

⊙ **案例五**

高某，女，30 岁。

2010 年 8 月 10 日初诊，诉胸闷、心慌，悸动易惊，心律不齐，早搏，已 3 年余，曾经多次至北京就诊，近期加重。舌质红，有瘀斑，苔腻，脉涩。

诊断 胸痹——气血瘀阻。治以养心安神。拟方如下：

薤白 15g	丹参 20g	生地 15g	红花 6g
龙骨 15g	牡蛎 15g	莲子 20g	麦冬 15g
陈皮 10g	党参 20g	甘草 10g	

3 剂。

2010 年 8 月 13 日二诊，胸闷、心慌较前明显好转，早搏次数明显减少，缓则治其本，续以补血行气、活血化瘀为法，拟桃红四物汤合四逆散加减方如下：

桃仁 10g	红花 10g	生地 10g	当归 10g
赤芍 10g	川芎 6g	柴胡 6g	枳壳 6g
桂枝 6g	怀牛膝 6g	珍珠母 30g	龙骨 20g
甘草 8g			

3 剂。

按 李老虑此案患者之胸痹兼有心悸，为心脉不畅，心神失养不安所致，可见胸闷、心慌、心律不齐、早搏。舌质红，有瘀斑，脉涩，为瘀阻心脉之征象。本病病位在心，病性以本虚标实为主。故治以活血化瘀、安神定悸。初诊，方中薤白辛、苦、温，辛散苦降，畅通上中下，上通胸中阳气，散阴寒邪气，以通阳散结，为治胸痹要药；丹参、生地、红花活血化瘀通脉，且丹参能宁心安神；龙骨、牡蛎重镇安神定悸；莲子、麦冬养心；陈皮行气以助血行；党参补气以助正气；甘草调和诸药。诸药共奏活血化瘀、安神定悸之功。二诊，方以桃红四物汤补血行气、活血化瘀，四逆散疏肝理气，桂枝通心脉，怀牛膝活血化瘀，珍珠母、龙骨重镇安神定悸，诸药共奏补血行气、安神定悸之功。纵观全方，李老观邪正盛衰而定攻补兼施之多少，随证治之，故见邪去而正安。

痹证案

⊙ **案例一**

易某，女，32 岁。

1999 年 7 月 30 日初诊，诉身骨痛，怕风，持续 1 年余。

诊断 痹证——痛痹。方取甘草附子汤、新加汤及黄芪五物桂枝汤加减
方如下：

附子 10g	白术 8g	桂枝 15g	白芍 9g
生姜 10g	大枣 6 枚	黄芪 25g	党参 10g
当归 10g	炙甘草 8g		

3 剂。

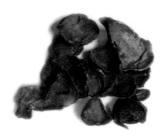

黑顺片（炮制过的附子）

1999 年 8 月 6 日二诊，拟方如下：

附子 10g	白术 8g	桂枝 15g	干姜 10g
黄芪 20g	党参 15g	当归 10g	补骨脂 10g
防风 6g	甘草 8g		

3剂。血瘀还可加红花，或用人参养荣汤加黄芪。下次去防风加淫羊藿、红花、蚕沙、锁阳。

1999年8月11日三诊，拟方如下：

附子 10g	白术 8g	桂枝 10g	干姜 10g
黄芪 20g	党参 15g	当归 10g	补骨脂 10g
淫羊藿 15g	甘草 8g		

3剂。下次血瘀可加红花以助药力之通，或用人参养荣汤加黄芪，或用十全大补汤。

按　《黄帝内经》云："风寒湿三气杂至，合而为痹。"此案患者素体阳气不足，不慎外感风寒湿之邪，虽经他法诊治，邪气减而未清，流着于筋骨血脉；风淫于表，且寒湿伤阳，故怕风；寒湿留着筋骨血脉，故身疼痛久而不愈。初诊，以散寒除湿、温补营卫为法，方取甘草附子汤、新加汤及黄芪五物桂枝汤之义。方中附子、白术温里胜湿；桂枝、白芍相合，一治卫强，一治营弱，合则调和营卫；生姜、大枣相合，升腾脾胃生发之气而调和营卫；黄芪、党参甘温益气，补在表之卫气；当归补血活血，通利血脉。炙甘草之用有三：一为佐药，益气和中，合桂枝以解肌，合白芍以益阴；二为使药，调和诸药；三为甘缓，病深关节，义在缓而行之，徐徐救解也。二诊，虑其脾肾阳气仍亏虚，将上方中生姜更为干姜，取四逆汤义，温中祛寒；加补骨脂温补肾阳；加防风祛风胜湿；虑有黄芪、党参补气，暂去大枣；同时，如有血瘀还可加红花助当归增强活血之功，或用人参养荣汤加黄芪增强补养气血之功。如果表证减轻，下次去防风加淫羊藿、红花、蚕沙、锁阳，以增强活血温阳祛湿之功。三诊，虑其肾阳不足为要，上方加淫羊藿温补肾阳；表邪稍减，去防风。观其遣方用药，切中病机，据其变证，随证治之，可知其深得仲师之义。

⊙ 案例二

陈某，女，39 岁。

2002 年 5 月 14 日初诊，诉手脚筋痛麻，上手尤甚。经期正常，经色红。近期因服药，感口渴、欲饮。

诊断 痹证——营卫不固，邪阻络脉。治以温养经脉，活血疏筋。拟桂枝汤加减方如下：

桂枝 10g	白芍 20g	生姜 6 片	大枣 6 枚
当归 15g	川芎 10g	生地 30g	红花 8g
木瓜 10g	玉米须 20g	伸筋草 15g	甘草 10g

3 剂。可服天麻杜仲胶囊。

2002 年 5 月 21 日二诊，病情好转。续 3 剂。

按 《金匮要略》云："邪中于络，肌肤不仁。"初诊，此案患者营卫不固，邪入于络，痹阻不通，故疼痛麻木不适。当温养经脉，活血疏筋，方拟桂枝汤加减。方中桂枝、白芍相合，一治卫强，一治营弱，合则调和营卫；生姜、大枣相合，升腾脾胃生发之气而调和营卫；当归、川芎、生地、红花合而温血行血兼祛风；木瓜、玉米须、伸筋草祛风散寒除痹。二诊，诸症好转，效不更方，续进 3 剂。观其遣方用药，调和营卫以固本，活血祛风以祛邪，切中病机，可知其师仲师之义而不泥。

胁痛案

常某，女，50 岁。

2004 年 4 月 11 日初诊，诉两胁胀闷已 2 月余，时发时无，时难受。

诊断 胁痛——肝气郁结。治以行气解郁，活血化痰。拟柴胡疏肝散加减方如下：

柴胡 8g	麦芽 20g	香附 10g	丹参 15g
红花 8g	陈皮 10g	乌药 10g	枳壳 8g
法半夏 10g	白芍 10g	党参 15g	甘草 10g

3 剂。

2004 年 7 月 14 日二诊，服药后大为好转，但停服 2 月余，又现诸症。续以上方加减如下：

柴胡 8g	麦芽 25g	香附 10g	丹参 15g
红花 8g	陈皮 10g	乌药 16g	党参 15g
槟榔 8g	枳实 10g	甘草 10g	

3 剂。

按 肝喜条达，主疏泄而藏血，其经脉布胁肋，循少腹。初诊，此案患者因情志不遂，木失条达，肝失疏泄而致肝气郁结。气为血帅，气行则血行，气郁则血行不畅，肝经不利，故见胁肋胀闷，时发时无。治以疏肝理气。方中用柴胡疏肝解郁，为君药。麦芽、香附疏肝理气，助柴胡以解肝郁；丹参、红花活血而止痛，助柴胡以解肝经之郁滞，二药相合，增其行气活血止痛之功，为臣药。陈皮、乌药、枳壳、法半夏理气行滞；白芍、甘草养血柔肝，缓急止痛，党参健脾益气，以防邪气传脾，为佐药。甘草兼调诸药，亦为使药之用。诸药相合，共奏疏肝行气、活血止痛之功。二诊，服药后大为好转，但停服 2 月余，又现诸症。续以上方加槟榔，《药性论》云："其能宣利五脏六腑壅滞，破坚满气，下水肿，治心痛，风血积聚。"又加枳实行气通滞，并去法半夏、白芍、红花。再进 3 剂以安。胁痛胀乃肝经所主，治以疏通其气血为要。

腰痛案

尹某，男，40岁。

2007年12月28日就诊，诉背腰感重不适，时痛。CT示：腰椎间有软组织突出。

诊断 腰痛——瘀血阻络，肾气不足。治以活血祛湿，补肾强筋。拟活络效灵丹加减方如下：

当归20g　　　　丹参20g　　　　乳香10g　　　　没药10g

桃仁10g　　　　红花8g　　　　怀牛膝15g　　　生地10g

土鳖虫（自备）15～20个　　　　　续断15g　　　伸筋草15g

桑枝（自备）30g　　木瓜15g

3剂。兼服独一味软胶囊。下次开血府逐瘀汤加减王不留行或配薄荷、陈皮、青皮。

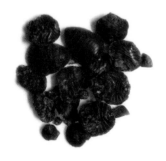

土鳖虫

按　《丹溪心法·腰痛》指出，腰痛的病因有湿热、肾虚、瘀血、挫闪、痰积，并强调肾虚的重要作用。此案患者为壮年男性，背腰感重不适，时痛，CT示腰椎间有软组织突出。虑其腰腑失养，湿瘀阻滞所致。法当活血祛湿，补肾强筋。取张锡纯之活络效灵丹加味治疗。方中当归、丹参、乳香、没药、桃仁、红花、怀牛膝、生地、土鳖虫活血止痛、养血凉血，续断补肝肾强筋骨，伸筋草、桑枝、木瓜祛风湿止痹痛。纵观全方，血瘀湿阻为主，故以攻邪为要，然邪气所凑，其气必虚，故兼予补肝肾强筋骨，此方深得丹溪妙法。

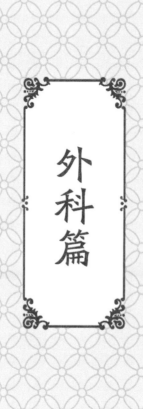

外科篇

疮疡案

⊙ 案例一

熊某，女，20岁。

1997年3月7日就诊，诉小腿伤口溃烂、流脓，红肿热痛。舌苔薄黄，脉数有力。

诊断 疮疡——瘀热壅聚。治以清热解毒，活血排脓。拟五味消毒饮加减方如下：

连翘30g	白芷10g	野菊花20g	蒲公英25g
丹参15g	红花6g	百合8g	甘草8g

3剂。

按 此案患者小腿伤口溃烂、流脓、红肿热痛，舌苔薄黄，脉数有力，此乃瘀热壅聚所致。热毒壅聚，营气郁滞，气滞血瘀，聚而成形，故见局部红肿热痛；热毒侵蚀，故见溃烂、流脓；正邪俱盛，相搏于经，则脉数有力。当治以清热解毒，活血排脓。方选五味消毒饮加减。方中连翘性味辛寒，清热解毒疗疮，为"疮家圣药"，故重用；疮疡初起，其邪多羁留于肌肤腠理之间，白芷、野菊花相配，通滞散结，热毒外透，白芷且有排脓之功；蒲公英性味苦寒，清热解毒，消肿散结；丹参、红花活血通络，消肿止痛；百合清热敛阴，益气调中，用之以防热邪耗伤阴液。诸药合用，共奏清热解毒、消肿溃坚、活血止痛之功。

⊙ 案例二

熊某，男，16 岁。

2001 年 12 月 27 日初诊，刻见小腿伤口溃烂、流脓，红肿热痛。舌苔薄黄，脉数有力。

诊断 疮疡——瘀热壅聚。治以清热解毒，活血排脓。拟五味消毒饮加减方如下：

连翘 20g	白芷 15g	野菊花 15g	蒲公英 20g
玄参 20g	红花 8g	赤芍 15g	桔梗 10g
百合 8g			

3 剂。

2002 年 3 月 25 日二诊，伤口溃烂范围减小，脓液减少，稍红肿热痛。舌苔薄黄，脉数有力。上方加减如下：

连翘 25g	白芷 15g	野菊花 15g	蒲公英 25g
红花 8g	丹参 15g	百合 8g	枇杷叶 15g
甘草 8g			

3 剂。

2002 年 6 月 29 日三诊，疮疡已愈，但上周不慎摔倒，伤及久患，旧症复发，伤口溃烂、流脓液，稍红肿热痛。舌苔薄黄，脉数有力。上方加减如下：

连翘 25g	白芷 15g	野菊花 15g	蒲公英 25g
红花 8g	丹参 15g	百合 8g	竹茹 20g

红参20g   甘草8g

3剂。

按 初诊，此案患者小腿伤口溃烂、流脓，红肿热痛。舌苔薄黄，脉数有力。虑其瘀热壅聚所致。热毒壅聚，营气郁滞，聚而成形，故见局部红肿热痛；血瘀痰结，腐蚀肌肤，故见溃烂、流脓；正邪俱盛，相搏于经，则脉数有力。故治以清热解毒、活血排脓为主。方选五味消毒饮加减。方中连翘性味辛寒，清热解毒疗疮，为"疮家圣药"，故重用；白芷、野菊花相配，通滞散结，热毒外透，白芷且有排脓之功；蒲公英性味苦寒，玄参甘苦微寒，两者清热解毒，消肿散结；红花、赤芍活血通络，消肿止痛；桔梗与白芷合用排脓；玄参、百合相合，以清热养阴，以防热毒伤阴。诸药合用，共奏清热解毒、消肿溃坚、活血止痛之功。二诊，上方效如桴鼓，诸症好转，加枇杷叶清热化痰，丹参清热活血，甘草清热解毒，调和诸药。三诊，服上方后患者疮疡已愈，但上周不慎摔倒，伤及久患，旧证复发，虑其仍为阳证痈疡肿毒初起之证，故守上方治疗，去枇杷叶，加竹茹以清热化痰，加红参以扶养正气。

⊙ **案例三**

张某，女，23 岁。

2014 年 5 月 22 日初诊，诉面疮、疹，色红，部分溃破流脓，经前加剧。舌红稍暗，苔黄稍腻，脉弦滑。

诊断 疮疡——热瘀蕴结。治以清热解毒，化瘀排脓。拟方如下：

蒲公英 15g	紫花地丁 15g	栀子 10g	大青叶 10g
黄柏 5g	红花 10g	王不留行 20g	丹皮 10g
大枣 15g	薏苡仁（自备）20g		

6 剂。温服，日 1 剂。

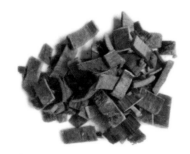

黄柏

2014 年 6 月 10 日二诊，经上方治疗，面疮、疹范围较前缩小，疮面已结痂皮，面部肤色也无明显潮红。舌红稍暗，苔薄微黄，脉弦。上方加减如下：

蒲公英 15g	栀子 8g	大青叶 12g	丹皮 10g
薏苡仁（自备）20g	生石膏 30g	麦冬 12g	太子参 20g
甘草 8g			

6 剂。温服，日 1 剂。

2014 年 8 月 24 日三诊，诉面疮、疹，色红，口渴。舌红稍暗，苔薄黄，脉弦。考虑患者余邪未尽，又处于经前，故面疮、疹复加重，治疗仍当以清热解毒、凉血活血为法，上方加减如下：

蒲公英 15g	紫花地丁 12g	野菊花 12g	大青叶 12g
栀子 8g	生石膏 30g	丹皮 10g	生地 12g
红花 10g	红藤 12g	甘草 8g	

6 剂。温服，日 1 剂。

2014 年 12 月 21 日四诊，诉面疮、疹，色红，大便黏腻。舌红稍暗，苔黄稍腻，脉弦。继续治以清热解毒，活血燥湿。上方加减如下：

蒲公英 15g	紫花地丁 15g	大青叶 12g	栀子 8g
生石膏 30g	生地 12g	红花 10g	红藤 15g
黄柏 6g			

6 剂。温服，日 1 剂。

2015 年 7 月 25 日五诊，诉面疮、疹，色红，腹胀。舌红稍暗，苔黄稍腻，脉弦。继续治以清热解毒，行气调中。拟方如下：

蒲公英 15g	浮萍 15g	栀子 8g	黄柏 6g
生地 12g	丹皮 10g	红花 10g	大青叶 12g
山楂 20g	木香 10g	枳壳 8g	

6 剂。日 1 剂。

按 初诊，虑其热瘀蕴结于内，因火性上炎，上攻头面，患疮、疹，色红。经前气血旺盛，瘀热更盛，故加剧。邪盛而正不虚，故治宜清热解毒、化瘀排脓为法。方中蒲公英、紫花地丁、栀子、大青叶清热解毒，黄柏解毒燥湿，红花、王不留行、丹皮活血化瘀，丹皮且能凉血，大枣补中，薏苡仁健脾祛湿排脓。二诊，面疮、疹范围较前缩小，疮面已结痂皮，面部肤色也无明显潮红。舌红稍暗，苔薄微黄，脉弦。瘀热已减，上方去紫花地丁、红花、王不留行，虑邪热伤阴，加生石膏清热止渴，加麦冬滋阴，加甘草、太子参以护中。三诊，诉面疮、疹，色红，口渴。舌红稍暗，苔薄黄，脉弦。虑其处于经前，余邪复炽，故面疮、疹复加重，故上方加野菊花、紫花地丁清热解毒，加生地凉血活血，以助丹皮之功，复用红花以活血，红藤解毒消痈活血，两擅其功；虑邪盛而正未衰，故去太子参、麦冬。四诊，诉面疮、疹，色红，大便黏腻。舌红稍暗，苔黄稍腻，脉弦。虑有湿热在下，上方加黄柏清热燥湿。五诊，此次就诊距上次就诊已近半年，虑其仍为瘀热内蕴所致，兼有中焦气滞之象，故在原旨清热燥湿活血基础上，加山楂、木香、枳壳以行气调中。纵观其治，李老谨守病机，随证加减，虽未能断此病根，但亦可安患者一时之苦。此案患者面部疮、疹反复发作，不排除红蝴蝶疮可能，此类疾病病情易反复，李老亦建议其完善西医诊查，明确西医诊断，以排查恶性、难治性疾病。

⊙ **案例四**

张某，男，19 岁。

2003 年 7 月 18 日就诊，诉面部疱疹，发热重，小便黄，胃口热，欲食凉甚，口干甚，面热，心情急躁。拟方如下：

生石膏 50g 蒲公英 20g 紫花地丁 15g 野菊花 20g
生地 20g   丹皮 15g   红花 10g   红藤 20g
麦芽 30g   黄柏 8g   栀子 10g

3 剂。

  按 此案患者诉面部疱疹，发热重，小便黄，胃口热，欲食凉甚，口干甚，面热，心情急躁。此乃瘀热壅聚所致。故治以清热解毒，凉血活血。方选五味消毒饮加减。方中生石膏清阳明郁热，且脾络胃，主肌肉，故能清胃及肌肉之热毒；蒲公英、紫花地丁、野菊花性味苦寒，清热解毒，消肿散结；生地、丹皮、红花、红藤凉血、活血通络，消肿止痛；黄柏、栀子清热燥湿解毒；麦芽行气消食。诸药合用，共奏清热解毒、凉血活血之功。

⊙ 案例五

饶某，女，31 岁。

2006 年 8 月 12 日初诊，诉下肢湿毒疮疡流注。拟方如下：

黄柏 6g	黄连 5g	土茯苓 15g	白鲜皮 15g
苦参 15g	马鞭草 15g	栀子 10g	白术 8g
荆芥 15g	草决明 20g		

3 剂。

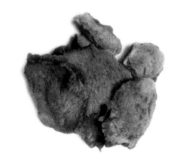

土茯苓

2006 年 8 月 19 日二诊，病情好转。拟方如下：

黄柏 8g	黄连 4g	土茯苓 25g	白鲜皮 20g
苦参 20g	马鞭草 15g	栀子 10g	荆芥 15g
火麻仁 20g			

3 剂。

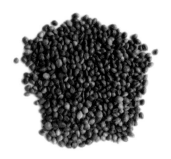

火麻仁

　　按　初诊，虑其下肢湿毒疮疡流注，故治以清热解毒祛湿为主。方中黄柏、黄连、土茯苓、白鲜皮、苦参、马鞭草、栀子共奏清热解毒祛湿之功，兼白术健脾祛湿以护脾，荆芥祛风，配祛湿药以解下焦湿邪，草决明以清热润肠。二诊，续上方，去白术、草决明，加火麻仁滋阴通便。

皮疹案

文某，男，31 岁。

2009 年 12 月 27 日初诊，诉面部红疹，曾有疼痛，偶见头痛。舌红稍暗，苔黄稍腻，脉弦滑。拟方如下：

荆芥 15g	防风 15g	菊花 20g	马鞭草 6g
栀子 10g	大青叶 10g	黄柏 5g	红花 10g
丹皮 10g	大枣 15g		

4 剂。

2010 年 1 月 3 日二诊。拟方如下：

荆芥 15g	防风 15g	菊花 20g	大青叶 12g
蒲公英 15g	红花 10g	太子参 20g	甘草 8g

3 剂。

2011 年 4 月 24 日三诊。拟方如下：

蛇床子 10g	地肤子 10g	浮萍 15g	生地 15g
栀子 8g	女贞子 10g	枸杞（自备）20g	丹皮 10g
红花 10g	山楂 20g	木香 10g	

6 剂。

按 初诊，李老虑其风热上攻头面，故患红疹，疼痛，偶见头痛。舌红稍暗，苔黄稍腻，脉弦滑。故治宜清热解毒，疏散风邪。方中荆芥、防风、菊花疏风解表，马鞭草、栀子、大青叶清热解毒，黄柏解毒燥湿，红花、丹皮活血化瘀，丹皮且能凉血，大枣补中。二诊，诸症好转，续上方，加太子参以益气健脾，减清热解毒、活血止痛之品。三诊，热毒渐退，以清热滋阴、祛风止痒为法。方中蛇床子、地肤子、浮萍祛风止痒，生地、栀子、女贞子、枸杞清热滋阴，丹皮、红花活血止痛，山楂散结，木香行气。

目赤案

王某，女，61 岁。

1999 年 3 月 4 日就诊，诉患眼病，巩膜充血，其血如片，红甚。拟方如下：

| 蒲公英 40g | 野菊花 20g | 草决明 15g | 赤芍 15g |
| 生地 15g | 桃仁 10g | 怀牛膝 15g | |

3 剂。

按　《黄帝内经》云："目赤有三：一曰风助火郁于上；二曰火盛；三曰燥邪伤肝。"此案患者为火盛，火性炎上，足厥阴肝为木，木生火，母妊子，子以淫胜，祸发反克，而肝开窍于目，故肝受克而目亦受病也。因肝藏血，故眼赤无非血壅肝经所致。法当攻其淫热，通其血滞。方中大量蒲公英、野菊花、草决明清肝热，赤芍、生地凉血活血，桃仁活血止痛，怀牛膝活血兼引血下行。诸药以"实则泻之"为法，清热行血，数剂立功。

妇科篇

月经病案

⊙ 案例一

丁某，女，39岁。

2005年6月29日初诊，诉月经来潮下腹疼痛，伴下腹坠胀感，经量少，色淡，质稀。舌淡，苔薄白，脉细滑。

诊断 痛经。治以温补元阳，填精养血。拟斑龙丸加减方如下：

鹿茸6g	菟丝子15g	补骨脂12g	生地12g
柏子仁15g	茯苓12g		

3剂。

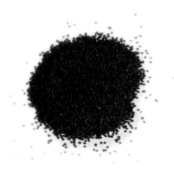

菟丝子

2005年8月4日二诊，疼痛症状减轻。舌淡，苔薄，脉细软。以补肾益气为法，拟方如下：

黄芪20g	党参20g	白术8g	甘草8g
升麻4g	柴胡4g	当归10g	川椒4g

巴戟天 10g	鹿茸 6g	生地 10g	枸杞 15g
山药 15g	菟丝子 15g	杜仲 10g	淫羊藿 20g

3 剂。

 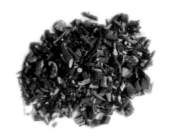

杜仲　　　　　　　　　　北柴胡

2005 年 11 月 8 日三诊，诸症减轻。舌淡，苔薄白，脉细软。拟方如下：

阿胶 6g	艾叶（炒）10g	干地黄 15g	川芎 6g
当归 9g	白芍 10g	党参 25g	黄芪 30g
红参 8g	杜仲 10g	补骨脂 5g	甘草 6g

3 剂。

2005 年 11 月 11 日四诊，诸症较前好转，下腹仍时有下坠感。舌淡，苔薄白，脉细软。拟方如下：

阿胶 20g	生地 16g	党参 30g	黄芪 30g
红参 10g	杜仲 12g	鹿茸 6g	补骨脂 6g
桑寄生 12g	白术 10g	山药 30g	升麻 5g

5 剂。

2006 年 2 月 7 日五诊，下坠感减轻，大便干结，纳差。舌红，苔薄白，脉弦细。拟方如下：

党参 30g   白术 10g   茯苓 10g   陈皮 10g
木香 10g   当归 15g   法半夏 10g   肉桂 6g
砂仁 4g   火麻仁 15g   甘草 8g

3 剂。

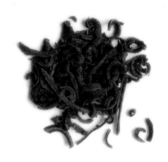

肉桂

2006 年 10 月 3 日六诊，症状较初诊时明显好转。拟方如下：

党参 30g   白术 8g   茯苓 10g   陈皮 10g
木香 10g   当归 15g   法半夏 8g   砂仁 4g
火麻仁 15g   麦芽 20g   甘草 8g

3 剂。

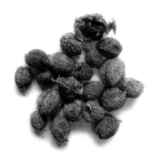

砂仁

按 本案主治痛经、月经量少。《黄帝内经》云："女子七岁肾气盛，齿更发长。二七而天癸至，任脉通，太冲脉盛，月事以时下，故有子。三七肾气平均，故真牙生而长极。四七筋骨坚，发长极，身体盛壮。五七阳明脉衰，面始焦，发始堕。六七三阳脉衰于上，面皆焦，发始白。七七任脉虚，太冲脉衰少，天癸竭，地道不通，故形坏而无子也。"此案患者年逾五七，月经来潮下腹疼痛，伴下腹坠胀感，经量少，色淡，质稀。舌淡，苔薄白，脉细滑。观其脉证，虑其肾中元阳渐衰，气血亏虚，胞中无肾阳之温煦所致。故初诊治以温补元阳，填精养血，方以斑龙丸加减。方中鹿茸通督脉，补命门，大补精髓，最能补精生血而益元阳；菟丝子、补骨脂助肾阳；生地活血养阴，益阴以配阳；柏子仁养心安神；茯苓健脾助运。诸药合用，共奏温补元阳、填精养血之功。二诊，患者痛减，"治病必求于本"，脾乃后天之本，气血生化之源，后天可滋养先天，故继之以补中益气、温补肾阳为法，取补中益气汤及右归丸之义。方中黄芪补中益气，党参、白术、甘草甘温益气，补益脾胃；升麻、柴胡协同黄芪、党参升阳；气虚则血虚，用当归补血和营。故可补中益气，强健脾胃。川椒、巴戟天、鹿茸、淫羊藿温补肾阳，填精补髓。生地、枸杞、山药滋阴益肾，养肝补脾。菟丝子补阳益阴，杜仲补益肝肾，强筋壮骨；当归养血和血，助鹿茸以补养精血。三诊，诸症减轻，续以调理冲任为法，方以胶艾汤加减。方中阿胶、艾叶、干地黄、川芎、当归、白芍以补血，党参、黄芪、红参、甘草以健脾，杜仲、补骨脂以补肾。四诊，虑其下腹仍时有下坠感，于上方中加入鹿茸、补骨脂、桑寄生、白术等续顾护脾肾，并加升麻、山药，取补中益气汤之义，以升提气机。五诊、六诊，患者痛经、经少等症已缓，出现大便干结、纳差不适，虑其脾虚气滞，遂以健脾行气为法，方以香砂六君汤化裁而续后。纵观本案，李老运用先天后天关系来治疗妇人痛经、经少。肾藏精，主人体生长发育与生殖，为先天之本；脾主运化，为气血生化之源，为后天之本。先天后天之间的关系是"先天生后天，后天养先天"。脾的运化全赖于脾之阳气的作用，但脾阳须依赖于肾阳的温煦才能强盛；肾精必须得到脾运化的水谷精微之气以不断资生化育，才能充盛不衰，促进人体生长发育与生殖。

⊙ 案例二

曹某，女，26 岁。

2005 年 3 月 9 日初诊，诉经期延迟 10 天，后出现月经淋漓不止 10 余天，经量少，色暗红，质稠，平时小便色黄。舌质暗红，苔薄黄，脉弦细。

诊断 漏证。治以补中升阳，滋阴活血。拟方如下：

黄芪 20g	党参 20g	白术 8g	当归 10g
生地 10g	白芍 10g	墨旱莲 15g	红花 6g
柴胡 4g	升麻 6g	甘草 8g	

3 剂。

2005 年 3 月 19 日二诊，月经将至。舌红，苔薄白，脉弦细。拟方如下：

阿胶 12g	艾叶 (炒) 10g	白芍 10g	生地 10g
当归 10g	川芎 8g	茯苓 10g	泽泻 8g
白术 10g	墨旱莲 20g	黄芩 10g	甘草 8g

3 剂。

2005 年 4 月 2 日三诊，经期延长，下腹疼痛减轻，经量少，色暗红。舌红，苔薄白，脉弦细。以行气活血为法，拟方如下：

党参 15g	白术 8g	茯苓 10g	生地 10g
当归 10g	白芍 10g	川芎 8g	黄芪 15g
郁金 15g	香附 10g	蒲黄 6g	侧柏叶 15g
甘草 10g			

6 剂。

2005 年 6 月 5 日四诊，经期规律，下腹疼痛减轻，经量中等，色少有暗红。舌红，苔薄白，脉细软。治以益气补血。拟方如下：

党参 30g	茯苓 10g	生地 15g	当归 10g
白芍 10g	川芎 6g	黄芩 10g	黄连 4g
栀子 10g	柴胡 8g	香附 10g	甘草 6g

4 剂。

2005 年 6 月 29 日五诊，诸症明显较初诊时好转。治以益气补血。拟方如下：

党参 20g	当归 10g	白芍 10g	生地 15g
川芎 6g	黄芩 10g	黄连 4g	栀子 10g
柴胡 8g	香附 10g	红花 8g	

5 剂。

按 本案主治漏证。患者月经推迟后又漏下不止，淋漓 10 余天，其中气不足，故无以行血，且气虚不能载血，故月经漏下，需补中升阳；然舌质暗红、苔薄黄，虑其平素热伏于内，气血瘀滞，故兼顾滋阴活血。方以补中益气汤为主方。方中黄芪、党参、白术、甘草以补中；当归、生地、白芍、墨旱莲养血滋阴，红花化瘀通经，以达通因通用；柴胡、升麻升提阳气，气为血之帅，漏下之血亦随之上行。二诊，经期将至，方用胶艾汤养血止血，补益冲任之虚损，加入茯苓、泽泻利水通经。白术健脾益气，固护中焦；墨旱莲、黄芩凉血平调阴阳，清其伏热。三诊，诸症改善，经量仍少，脉弦细，虑其气血不足，续以八珍汤加黄芪气血双疗，加入郁金、香附行气活血，蒲黄、侧柏叶止血。四诊、五诊，诸症好转，虑其气血不足，兼有伏热，续以补益气血、清热活血。纵观全方，始以补中升阳以"塞流"，后以补益气血、清热活血以"澄源""复旧"。

⊙ **案例三**

曹某，女，19 岁。

2006 年 7 月 6 日初诊，诉月经周期提前 10 天已 3 月余，经量多，色暗红。舌质暗红，苔薄，脉滑数。

诊断 月经先期。治以清热养阴，凉血调经。拟方如下：

黄柏 4g	青蒿 8g	丹皮 10g	生地 18g
地骨皮 15g	白芍 15g	天冬 20g	茯苓 10g

3 剂。

2006 年 8 月 1 日二诊，月经先期，经期反应不明显，经量中等，色暗红，较初诊时症状减轻。舌质暗红，苔薄，脉滑数。拟方如下：

黄柏 6g	青蒿 8g	丹皮 10g	生地 18g
地骨皮 15g	白芍 15g	茯苓 10g	栀子 8g
党参 20g			

3 剂。

按 本案主治月经先期。《普济本事方·妇人诸疾》提出"阳气乘阴则血流散溢……故令乍多而在月前"，故认为"先期属热"。初诊，运用清经散加味治疗该病。方中黄柏、青蒿、丹皮清热降火凉血；生地、地骨皮清血热而生水；白芍、天冬以滋阴；茯苓行水泄热。全方清热降火，凉血养阴，使热去而阴不伤，血安而经自调。二诊，月经先期好转，但脉仍滑数，续以上方去天冬，加栀子清其热、党参补其中。纵观本案，李老强调"经水不及期而来者，血热也"。

⊙ **案例四**

令孤某，女，24 岁。

2006 年 9 月 22 日初诊，诉月经 2 月一次，近年经期延后 3 个月，月经量少，色淡，质稀。舌质淡，苔薄白，脉细软。

诊断　月经后期。治以益气补血。拟方如下：

党参 30g	白术 8g	茯苓 10g	生地 15g
当归 15g	白芍 10g	川芎 8g	黄芪 30g
桂枝 5g	甘草 8g		

3 剂。

2006 年 9 月 26 日二诊，经期反应不明显，经量少，色淡，质稀。舌质淡，苔薄白，脉细软。治以养血调经。拟方如下：

党参 30g	白术 10g	茯苓 10g	生地 15g
当归 15g	白芍 10g	川芎 8g	黄芪 30g
桂枝 6g	甘草 8g		

6 剂。

2006 年 10 月 12 日三诊，月经周期紊乱，经量少，色红。舌质淡，苔薄白，脉细软。治以活血通经。拟方如下：

党参 30g	白术 8g	茯苓 10g	生地 15g
当归 15g	川芎 8g	鸡内金 10g	鸡血藤 20g
甘草 6g			

6 剂。

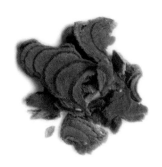

鸡血藤

2006 年 10 月 25 日四诊，月经周期紊乱，经量中等，色红。舌质淡，苔薄白，脉细软。治以活血通经。拟方如下：

党参 30g	白术 8g	茯苓 10g	生地 15g
当归 15g	川芎 10g	鸡内金 10g	鸡血藤 30g
甘草 6g			

6 剂。

2006 年 11 月 22 日五诊，症状较初诊时明显好转，治以益肾补阳。拟方如下：

党参 30g	生地 30g	当归 15g	鸡内金 10g
鸡血藤 30g	鹿茸 6g	怀牛膝 30g	

6 剂。

按 本案主治月经后期、月经量少。此案患者月经量少、色淡、质稀，责其血虚气弱，冲任不充，不能按时满溢。初诊，选用十全大补汤温补气血。此方为四君子汤合四物汤再加黄芪、肉桂所组成。

方中四君补气，四物补血，加补气之黄芪，并改肉桂为桂枝，以达温经通脉之功，则补益气血之功更著。二诊，证未改，续进上方。三诊，月经紊乱，经量仍少，虑其气血亏虚为本，血脉不通为标，更八珍汤加入鸡内金以健脾消积、鸡血藤以活血养血通经，载药入血分。四诊，月经量较前增多，续进上方去白芍。五诊，月经较前改善，以补益脾肾、养血活血续后。女子以血为本，脾胃乃气血生化之源，故以补益气血为要。又因脾肾乃先天后天关系，最后加以鹿茸、怀牛膝益肾以助阳，以滋后天。

⊙ **案例五**

朱某，女，32 岁。

2008 年 8 月 3 日初诊，诉月经量少，色暗红。舌淡，苔薄白，脉滑数。

诊断　月经量少。拟方如下：

生地 10g	当归 8g	白芍 10g	川芎 6g
法半夏 10g	陈皮 10g	茯苓 10g	青皮 10g
红花 8g	香附 10g	乌药 8g	枳壳 10g
甘草 6g			

3 剂。

2008 年 8 月 10 日二诊。拟方如下：

生地 10g	当归 8g	白芍 10g	川芎 4g
法半夏 10g	陈皮 10g	茯苓 10g	青皮 10g
红花 8g	黄芪 10g	益母草 10g	柴胡 10g
甘草 6g			

3 剂。

2008 年 8 月 15 日三诊。拟方如下：

生地 15g	当归 6g	白芍 10g	川芎 6g
茯苓 10g	党参 15g	山药 15g	菟丝子 10g
淫羊藿 10g	女贞子 15g	甘草 8g	

3 剂。

　　按　本案主治月经量少。此案患者月经量少，色暗红，脉滑数，虑其气血亏虚，痰湿内蕴，气血郁滞。初诊，选用四物汤合二陈汤加入红花、香附、乌药、枳壳等活血行气药物治疗，理气调经。二诊，脾为气血痰生化之源，加入黄芪健脾、柴胡加强疏肝行气之力，益母草加强活血通经之力。三诊，月经过后，痰湿已解，方拟八珍汤加减，予以健脾行气，养血补肾，以达阴阳双补、先天后天互补之功。此案患者以气血亏虚为本，痰湿内蕴、气血郁滞为标，故始以标本兼顾、养血化痰为法，后以补益脾肾续后，以达邪去正复之功。

⊙ **案例六**

周某，女，35 岁。

2015 年 6 月 17 日初诊，诉经量少，欲调经。有精神病史，已有一子。拟方如下：

香附 12g	乌药 12g	陈皮 12g	枳实 12g
苍术 6g	茯苓 12g	法半夏 12g	益母草 15g
当归 8g	川芎 6g	生姜 3 片	甘草 5g

6 剂。

2015 年 6 月 23 日二诊。拟方如下：

当归 10g	川芎 8g	枳壳 10g	丹参 15g
红花 10g	怀牛膝 15g	生地 12g	鸡血藤 25g
淫羊藿 20g	党参 12g		

8 剂。

后经调。

按 此案原记录过于疏简，但对其药物进行分析很有借鉴意义，故仍予以录用。初诊，以行气化痰、活血通经为法。方中香附、乌药、陈皮、枳实以行气，苍术、茯苓、法半夏以燥湿健脾化痰，益母草、当归、川芎以行血通经，生姜以温中，甘草以调和诸药。二诊，痰湿去，减香附、乌药、陈皮、枳实、苍术、法半夏等行气化痰之品，加丹参、红花、怀牛膝、生地、鸡血藤以增强活血通经之功，加淫羊藿以温肾，加党参以补气。前期患者经少，虑痰湿气血壅塞为主，故以活血行气祛痰为法，邪去，则益气养血填精，以温养冲任，月事则行之。

带病案

⊙ 案例一

王某，女，35 岁。

2008 年 8 月 15 日初诊，诉月经后期，量少，色淡，偶有腹痛。有白带史、流产史，近期白带浑黄味臭，小便时有黄馊。舌质暗红，苔黄，脉弦细。有甲亢史，心悸动，四肢无力。

诊断 带病——黄带。治以清热利湿，固肾止带。拟方如下：

山药（炒）30g	芡实（炒）15g	黄柏 6g	车前子 6g
生地 15g	太子参 15g	白芍 20g	陈皮 10g
栀子 10g			

3 剂。

2008 年 8 月 20 日二诊，诉有阴道炎、子宫内膜炎。舌质暗红，苔黄，脉弦细。治以清热利湿止带。拟方如下：

山药 30g	黄柏 6g	生地 20g	太子参 15g
白芍 10g	栀子 10g	土茯苓 15g	玄参 15g
夏枯草 15g	鸡血藤 15g	丹参 20g	

3 剂。

2008 年 8 月 28 日三诊，上一日月经来潮，经量中等，色稍暗，偶有腹痛。小便时有黄馊较前减轻。白黄带减轻，白带气味较前减轻。舌质暗红，苔黄，脉弦细。治以补气养血，清热祛湿。拟方如下：

党参 20g	白术 6g	生地 15g	当归 6g
白芍 6g	川芎 6g	山药 25g	香附 10g
青皮 10g	栀子 10g	丹参 20g	土茯苓 10g
甘草 8g			

3 剂。

按 本案主治黄带。此案患者白带浑黄味臭，小便时有黄馊，舌质暗红，苔黄，脉弦细。此乃湿热下注所致。肾与任脉相通，肾虚有热，损及任脉，气不化津，津液反化为湿，循经下注于前阴，故带下色黄、黏稠、量多，其气腥秽。治宜固肾清热，祛湿止带。方以易黄汤化裁。方中重用炒山药、炒芡实补脾益肾，固涩止带。《本草求真》曰："山药之补，本有过于芡实，而芡实之涩，更有胜于山药。"少量黄柏苦寒入肾，清热燥湿，车前子甘寒，清热利湿，生地滋养补肾，太子参益气，白芍、陈皮理气，助脾胃之运化，全方配伍精巧。二诊，舌质暗红，苔黄，脉弦细，虑其气虚，兼有湿热瘀胶着。遂上方加土茯苓清热祛湿，玄参、夏枯草清热解毒散解，鸡血藤、丹参活血。虑湿热瘀胶着，去芡实之固涩；湿邪较前减轻，去车前子利湿、陈皮燥湿之功。三诊，诸症好转，以八珍汤加减调理气血，兼以山药补肾，香附、青皮行气止痛，栀子、丹参、土茯苓清热活血利湿续后，全方顾本为主，标本兼治。纵观全方，李老初以祛邪为要，扶正兼顾，后以扶正为要，祛邪兼顾，可谓辨证丝丝入扣，视邪正之盛衰，随证治之。

⊙ 案例二

杨某，女，43岁。

2008年10月30日初诊，诉近10天黄带量增多。舌体淡胖，舌质淡红，苔薄黄，脉细滑。

诊断 带病——黄带。治以健脾渗湿，清热蠲带。拟方如下：

山药 30g	白术 10g	党参 20g	苍术 5g
白芍 10g	陈皮 6g	龙骨（煅）20g	紫花地丁 15g
甘草 6g			

3剂。

2008年11月16日二诊，月经后期，经量中等，色淡，白带特多、有臭味。舌体淡胖，舌质淡，苔薄白，脉细滑。治以健脾益气，升阳除湿。拟方如下：

山药 30g	白术 10g	党参 15g	苍术 5g
白芍 15g	陈皮 6g	车前子 10g	柴胡 5g
荆芥 3g	黄柏 6g	甘草 5g	

3剂。

按 李老虑此案患者初诊时脾虚湿盛兼有湿热内蕴，方以完带汤加减。方中重用山药、白术为君，意在补脾祛湿，使脾气健运，湿浊得消；山药并有固肾止带之功。臣以党参补中益气，以助君药补脾之力；苍术燥湿运脾，以增祛湿化浊之力；白芍柔肝理脾，使肝木条达而脾土自强。佐以陈皮理气燥湿，既可使补药补而不滞，又可行气以化湿；龙骨煅后固冲燥湿止带，紫花地丁清热解毒。使以甘草调和诸药。全方治病求本。二诊时热邪去，而湿气存。盖脾虚失司，不能运化。于上方基础上加入车前子利湿清热，令湿浊从小便分利；柴胡、荆芥之辛散，助白术升发脾胃清阳，助白芍疏肝解郁，助黄柏清燥下焦湿热。寓补于散，寄消于升，培土抑木，肝脾同治，故治愈该病。

⊙ 案例三

丁某，女，46 岁。

2014 年 11 月 22 日就诊，诉带下病，带白多黄少，臭味重，宫颈有少许糜烂，月经 3 月未至，小便黄，大便黏、臭。舌红，苔白腻，脉滑数。

诊断　带病——湿热下注。治以清热解毒利湿。拟八正散加减方如下：

蒲公英 15g	大青叶 12g	黄柏 8g	木通 4g
滑石 10g	车前子 8g	生地 15g	栀子 8g
甘草 6g			

6 剂。

服用上方后白带止，无不适。

按　带下的形成与带脉、任脉有密切关系。若带脉失约，任脉不周，湿热蕴结下注，损其任带，即成带下。妇科临床见带下者，有主补脾，有主补肾，有主滋阴，亦有主清泄；又有固肾止带、燥湿止带、清肝止带、育阴止带、健脾止带，执为常规，每不应手。故临证尤宜审慎，必察其症、验其体，方可断其属性，若专主一面，则疗效总难令人满意。李老治湿热下注之带下，善以八正散化裁，以达清热解毒祛湿之功。方中蒲公英、大青叶、黄柏、木通、滑石、车前子、栀子清热解毒利湿，生地清热凉血滋阴，甘草既助清热解毒，又能调和诸药。诸药合用，湿热下清，带下自止。

⊙ **案例四**

叶某，女，15 岁。

1997 年 6 月 2 日就诊，诉时有潮热感，面色潮红，烦渴，带下夹红。舌红，苔黄，脉滑数。

诊断 带病（血带）——水亏火旺，治以养阴养血，清热止血。拟清经散加减方如下：

生地 12g	当归 6g	白芍 9g	墨旱莲 15g
黄柏 6g	地骨皮 15g	地榆 15g	蒲黄 6g
茯苓 6g	甘草 9g		

6 剂。

按 本案主治血带。此案患者有潮热感，面色潮红，烦渴，带下夹红，舌红、苔黄、脉滑数为水亏火旺之象，故治以养阴清热止血。方以清经散加减。方中生地、当归、白芍、墨旱莲滋阴养血，黄柏、地骨皮清热，地榆、蒲黄止血，茯苓行水泄热，甘草调和诸药。全方共奏滋阴养血、清热止血之功。

⊙ 案例五

吴某，女，39 岁。

2001 年 7 月 16 日初诊。患者 10 天前暴饮暴食后出现外阴瘙痒，白带黄，有异味。刻下诊见：精神可，形体肥胖，平素喜肥甘厚腻、辛辣煎炸之物，脾气暴躁，外阴瘙痒，白带黄，有异味，面部及头发油垢。咯黄痰，口干口苦，两胁肋胀痛，无腹胀腹痛，无头痛头晕，食欲可，眠差，梦多。大便臭秽，小便黄。舌红胖大，苔黄厚腻，脉弦滑数。

诊断 带病——肝经湿热。治以清泻肝火，除湿止带。拟龙胆泻肝汤加减方如下：

龙胆草 10g	黄柏 6g	苦参 20g	白鲜皮 20g
栀子 12g	土茯苓 20g	车前穗 15g	木通 5g
泽泻 10g	山药 30g	生地 15g	白芍 10g
甘草 8g			

6 剂。加水至 800ml，煎至 400ml，分 2 次饭后温服，日 1 剂。嘱清淡饮食，禁肥甘厚腻、辛辣煎炸之物。

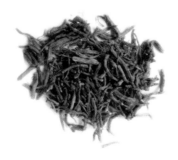

龙胆草

2001 年 7 月 24 日二诊，服用上方后外阴瘙痒消失，带下减少，异味消失。两胁肋疼痛减轻，仍有少许口干口苦，无腹胀腹痛，无头痛头晕，食欲可，眠稍好转，梦多。大便臭，小便黄。舌红胖大，苔黄腻，脉弦滑。拟方如下：

白头翁 15g	败酱草 15g	黄柏 6g	苦参 20g
白鲜皮 20g	栀子 12g	土茯苓 20g	车前穗 15g
木通 5g	山药 30g	生地 15g	白芍 10g
甘草 8g			

6 剂。加水至 800ml，煎至 400ml，分 2 次饭后温服，日 1 剂。

按 带下病乃妇科常见病证，在妇科领域中仅次于月经病，为妇科的四大病证之一。带下病之病因病机可分为脾阳虚、肾阳虚、阳虚夹湿、湿热下注、湿毒蕴结。此案患者平素喜食肥甘厚腻、辛辣煎炸之物，加之情志不畅，肝气郁结，郁久化火，横克脾土而致肝热脾湿，湿热下注，故证见外阴瘙痒，白带黄，口干口苦，大便臭秽。舌红胖大、苔黄腻、脉弦滑为湿热之象。《傅青主女科》中提到："妇人忧思伤脾，又加郁怒伤肝，于是肝经之郁火内炽，下克脾土，脾土不能运化，致湿热之气蕴于带脉之间。"可见，此病证属湿热下注，故用龙胆泻肝汤清泻肝热，除湿止带。初诊，方中龙胆草清肝经湿热，黄柏、苦参、白鲜皮、栀子清热燥湿止痒，土茯苓、车前穗、木通、泽泻渗湿利尿，山药健脾止带，生地、白芍养血止痒，甘草调和诸药。二诊，恐龙胆草太过苦寒伤脾胃，故去龙胆草加白头翁、败酱草以清热利湿。6 剂后，电话回访，诸症愈。可见李老对肝经湿热之带下，善取龙胆泻肝汤化裁，效如桴鼓。

⊙ 案例六

许某，女，31 岁。

2004 年 11 月 10 日初诊，诉白带黄，黏稠，有异味，月经暗红，8 ~ 9 日方尽，下腹闷胀不适，口干、不苦，小便黄，经期大便每日数次。舌暗红，苔黄腻，脉细数。

诊断 带病——阴血亏虚，湿热下注。治以滋阴养血，清热祛湿。拟方如下：

当归 10g	白芍 10g	生地 15g	墨旱莲 20g
玉米须 20g	蒲公英 8g	栀子 12g	白茅根 15g
丹皮 10g	香附 10g	山药 20g	

3 剂。

2004 年 11 月 15 日二诊，服用上方后黄带减少，余同前。拟完带汤加减方如下：

党参 15g	黄芪 15g	山药 15g	麦冬 10g
墨旱莲 20g	当归 10g	川芎 6g	白芍 15g
生地 10g	栀子 10g	甘草 10g	

10 剂。

2005 年 1 月 29 日三诊，服用上方后好转，当日反复。拟方如下：

党参 15g	黄芪 15g	山药 15g	麦冬 10g
墨旱莲 20g	当归 10g	川芎 6g	白芍 10g

生地 10g   栀子 10g   甘草 10g

6 剂。

　　按　《傅青主女科》开卷有训："夫带下俱是湿症。"傅眉批注云："凡带症多系脾湿，初病无热，但补脾土，兼理冲任之气，其病自愈；若湿久生热，必得清肾火，而湿始有去路。"初诊，此案患者带下黄、黏稠，有异味，月经八九日方尽，大便数次及舌象，证属湿热下注无疑，但其脉细数、口干、月经经期偏长，亦存在阴血亏虚之候，下腹闷胀不适，为肝气不舒，气血郁滞之象。治以滋阴养血，清热祛湿。方中当归、白芍、生地、墨旱莲以滋养阴血，玉米须、蒲公英、栀子、白茅根以清下焦湿热，丹皮凉血活血，香附理气，山药健脾止带。二诊，黄带减少，虑湿热已减，以健脾止带培本为要，拟完带汤加减。方中党参、黄芪、山药、甘草以健脾，麦冬、墨旱莲、当归、川芎、白芍、生地滋阴养血，栀子清热。三诊，服用上方后好转，当日反复，续进上方。

⊙ 案例七

丁某，女，35 岁。

2010 年 7 月 24 日初诊，诉白带稠，色褐，臭味不明显，夹有红丝，腹痛，小便时黄，外阴痒，腿软。时有口干，晨苦。舌质淡，苔薄灰，脉弦细。

诊断 带病——脾气不足，湿热下注。治以健脾益气，清热燥湿止带。拟方如下：

山药 30g	苍术 9g	黄柏 8g	苦参 15g
车前子 4g	马鞭草 15g	白鲜皮 12g	蒲黄 8g
甘草 6g			

3 剂。加水至 800ml，煎至 200ml，温服，日 1 剂，每剂服 2 次。蒲公英可参，下次复诊可加丸药——六味地黄丸、香砂六君子丸；固胃肝舒肝丸亦可。

2010 年 7 月 28 日二诊，白带大减，血丝无，痒亦减。上方加减如下：

山药 30g	滑石 10g	黄柏 8g	苦参 15g
石斛 10g	马鞭草 15g	白鲜皮 12g	蒲黄 8g
甘草 6g			

3 剂。加水至 800ml，煎至 200ml，温服，日 1 剂，每剂服 2 次。另加六味地黄丸一瓶，按说明服用。

2010 年 8 月 1 日三诊，白带量大减，但转为黄色，阴痒，3 日前受凉后出现鼻塞、流鼻水、头痛。拟方如下：

白芷 10g	防风 8g	川芎 5g	苍耳子 10g
龙胆草 8g	滑石 10g	栀子 10g	马鞭草 15g
苦参 12g	地肤子 15g	白鲜皮 10g	生地 15g
生石膏 20g			

3 剂。加水至 800ml，煎至 200ml，温服，日 1 剂，每剂服 2 次。下次可用四物汤加祛风结丸，使用活血凉血法。

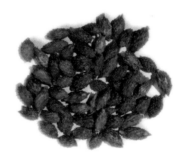

苍耳子

按 以"带"名者，因带脉不能约束而有此病，故以名之。盖带脉通于任、督，任、督病而带脉始病。白带乃湿盛而火衰，肝郁而气弱，则脾土受伤，湿土之气下陷，是以脾精不守，不能化荣血以为经水，反变成白滑之物，由阴门直下，欲自禁而不可得也。此案患者白带稠，臭味不明显，夹有红丝，多属脾气虚弱，运化失职，水湿内停，湿邪下注，损伤任带，致使任脉不固，带脉失约；脾虚湿郁化热，则见腹痛，时有口干，晨苦，但痒于下；舌质淡，苔薄灰，脉弦细，带稠、色褐，均为虚中夹实，湿热于下所致。故初诊治以健脾益气，清热燥湿止带。方中以山药为君药，健脾养胃，补肾涩精。以苍术燥湿为主，兼以黄柏、苦参清热燥湿，车前子、马鞭草清热利湿，使湿从小便而去，白鲜皮有清热燥湿、祛风止痒之功，蒲黄入肝经，有活血祛瘀止痛之效，妙在稍佐舒肝祛风之品，使风木不闭塞于地中，则地气自升腾于天上，脾气健而湿气消，自无白带之患矣。二诊，白带大减，血丝无，痒亦减，上方苍术更滑石，以增强清热利湿之功。三诊，白带量大减，但转为黄色，阴痒，3日前受凉后出现鼻塞、流鼻水、头痛，更方如下：白芷、防风、川芎、苍耳子祛风通窍以解表，龙胆草、滑石、栀子、马鞭草、苦参、地肤子、白鲜皮以清湿热止带，生地清热凉血滋阴，生石膏清阳明热。纵观其治，带下病之病因病机可分为脾阳虚、肾阳虚、阳虚夹湿、湿热下注、湿毒蕴结。李老初以祛邪为要，扶正兼顾，后以扶正为要，祛邪兼顾，可谓辨证丝丝入扣，视邪正之盛衰，随证治之。

⊙ 案例八

刘某，女，33 岁。

2011 年 10 月 20 日初诊，诉经后期，这次延 10 日，经来腹部隐痛，白带臭味重，经来前一天色重，之后红。平时小腹恶寒，全身酸感，有不孕病史。

诊断 带病——气郁血虚，湿瘀下困。治以养血解郁、活血利湿、止带。拟逍遥散加减方如下：

柴胡 5g	香附 10g	当归 6g	白芍 10g
川芎 5g	生地 12g	红花 8g	益母草 15g
桂枝 6g	黄柏 5g	甘草 8g	

6 剂。加水至 800ml，煎至 200ml，温服，日 1 剂，每剂服 2 次。

2011 年 10 月 29 日二诊，症状大减，上方加减如下：

柴胡 5g	香附 10g	当归 6g	白芍 12g
川芎 5g	生地 15g	红花 8g	益母草 15g
桂枝 5g	黄柏 4g	干姜 3 片	甘草 8g

6 剂。加水至 800ml，煎至 200ml，温服，日 1 剂，每剂服 2 次。

按 初诊，此案患者肝气不舒，气血失调，冲任不能相资。冲为血海，任主胞胎，二脉皆起于胞宫。肝气不舒，血脉失养，胞宫血脉瘀阻，于是经来腹部隐痛，经来前一天色重，之后红，平时小腹恶寒、多年不孕、月经后期；气血阻滞，痰湿内生，久则痰湿化热，湿热下注，而见白带有臭味；其病机关键是气郁血虚，冲任郁滞，湿浊下注，故治以养血解郁、活血利湿、止带。故取逍遥散之义。方中柴胡入肝经，疏肝解郁；香附行气解郁，疏泄气机，共为君药。当归、白芍、川芎、生地、红花、益母草活血祛瘀，养血调经，为臣药。《素问·调经论》云："血气者，喜温而恶寒，寒则泣不能流，温则消而去之。"佐以桂枝温经散寒，通利血脉，桂枝与白芍亦能调和营卫；久病瘀血化热，予黄柏清热燥湿、利湿。甘草调和诸药为使。该方集温、润、凉药物于一炉，阴阳兼顾，既能温经散寒，又能滋养阴血、祛瘀、清热，务使寒者温而燥者润，瘀者行而下者断。二诊，症状大减，上方加干姜以温中。

⊙ 案例九

黄某，女，41 岁。

2015 年 8 月 14 日就诊，诉带下病，带白多黄少，臭味重，宫颈有少许糜烂，月经 3 月未至，小便黄，大便黏、臭。舌红，苔白腻，脉滑数。拟方如下：

蒲公英 15g	大青叶 12g	黄柏 8g	木通 4g
滑石 10g	车前子 8g	栀子 8g	生地 15g
甘草 6g			

4 剂。

服用上方后带止，无不适。

按 带下之病与带脉、任脉有密切关系。此案患者带白多黄少，臭味重，宫颈有少许糜烂，月经 3 月未至，小便黄，大便黏、臭，舌红，苔白腻，脉滑数，虑为湿热蕴结下注，损其任带，即成带下。治湿热下注证，李老善以八正散加减治疗，清热解毒利湿。方中蒲公英、大青叶、黄柏、栀子清热解毒；木通、滑石、车前子有清热利尿之功；生地清热凉血；甘草清热解毒，调和诸药。待湿热去则带自约。

⊙ 案例十

张某，女，33 岁。

2015 年 8 月 15 日初诊，诉下腹胀闷，白带黄，有异味，月经暗红，口干，小便黄，经期大便每日数次。舌暗红，苔黄腻，脉细数。拟方如下：

玉米须 20g	栀子 12g	白茅根 15g	蒲公英 8g
当归 10g	生地 15g	丹皮 10g	白芍 10g
墨旱莲 20g	香附 10g	山药 20g	

4 剂。

2015 年 9 月 2 日二诊，服用上方后黄带减少，余同前。拟方如下：

党参 15g	黄芪 15g	山药 15g	当归 10g
生地 10g	白芍 15g	麦冬 10g	栀子 10g
墨旱莲 20g	川芎 6g	甘草 10g	

10 剂。

按 初诊，根据此案患者带下黄、有异味及舌脉象，证属湿热下注无疑。月经暗红，口干，舌暗红，兼有瘀血阻滞之象。予玉米须、栀子、白茅根、蒲公英以清热祛湿解毒，以当归、生地、丹皮活血通经，白芍、墨旱莲养肝血，以香附理气，以山药补气，攻补兼施。二诊，患者服用上方后黄带减少，湿热渐化，加入党参、黄芪以益气，麦冬以滋阴，去白茅根、玉米须、蒲公英等清热祛湿之品。待湿热去，气血旺则带自约。

胎漏案

⊙ **案例一**

朱某，女，32 岁。

2009 年 4 月 28 日初诊，诉胎动不安，流血水。治以补益气血，止血安胎。拟方如下：

阿胶 10g	艾叶 15g	当归 10g	川芎 3g
白芍 10g	生地 18g	党参 30g	白术 8g
茯苓 8g	杜仲 15g	山药 30g	甘草 10g

2 剂。

2009 年 5 月 2 日二诊，漏红无，流水减。治以固肾安胎。拟方如下：

黄芪 30g	党参 30g	山药 30g	白术 10g
茯苓 12g	生地 18g	当归 10g	杜仲 15g
鹿茸 6g	桑寄生 12g	甘草 10g	

3 剂。

按 此案患者半年多前曾因月经量少难以孕育，当时虑其气血亏虚为本，痰湿内蕴、气血郁滞为标，始以标本兼顾、养血化痰为法，后以补益脾肾续后，以达邪去正复之功。"助孕先调经，经行孕自成。"经调理，患者已孕，但其素体气血不足，兼之妊娠将摄失宜，胎动不安，腹痛下坠，劳伤胞络，胞阻漏血。初诊以补益气血、止血安胎为法。方以八珍汤合胶艾汤加减。方中阿胶、艾叶、当归、川芎、白芍、生地补血止血，党参、白术、茯苓、甘草补气健脾，杜仲、山药补肾安胎。二诊，漏红无，流水减。治以益气固肾、安胎培本为要。于上方基础上加入桑寄生、鹿茸补肾安胎之品，并加黄芪补气，减阿胶、艾叶、川芎、白芍养血活血止血之品。

⊙ **案例二**

肖某，女，23 岁。

2003 年 12 月 23 日初诊。患者前一胎流产刮宫，今有孕 2 月，见红，欲保胎而就诊。诉腰酸，小腹隐痛，伴有头晕、恶心、纳差。尿妊娠试验呈阳性。舌淡红，苔薄白，脉滑。

诊断 胎漏——气血不足，脾肾不足。治以补益气血、补脾肾。拟方胶艾四物汤如下：

阿胶 10g	艾叶 10g	当归 10g	川芎 7g
白芍 10g	生地 18g	党参 15g	黄芪 15g
甘草 7g			

3 剂。

2003 年 12 月 27 日二诊，阴道流血量明显减少，血色由红转为棕色，腰酸腹痛亦见好转。治以补脾肾安胎。拟方胎元饮加减如下：

党参 20g	当归 10g	白术 10g	生地 20g
黄芪 20g	续断 10g	桑寄生 15g	山茱萸 15g

3 剂。

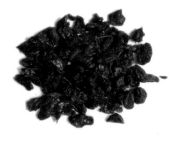

山茱萸

守原方续服 10 剂。共服胎元饮 13 剂。于 2004 年 7 月足月分娩。

按 此孕妇上次孕育曾有流产刮宫史。头晕、恶心、纳差及舌淡红、苔薄白、脉滑乃气血不足之象，腰酸、小腹隐痛、见红，乃肾气不足，胞阻漏血之象。初诊以补益气血，止血安胎为法。方以胶艾汤加减。方中阿胶、艾叶、当归、川芎、白芍、生地补血止血，党参、黄芪、甘草补气健脾。二诊，阴道流血量明显减少，血色由红转为棕色，腰酸腹痛亦见好转。治以补脾肾安胎，方以胎元饮加减。纵观其治，此孕妇体质柔弱，气血亏虚，脾肾不足，导致冲任不固，不能摄血养胎，而为先兆流产。有鉴于此，李老先理血益气安胎，后以健脾补肾理血安胎，对脾肾不足、气血亏虚之先兆流产最为适宜。

⊙ 案例三

丁某，女，32 岁。

2014 年 7 月 19 日初诊。患者孕 4 月时见红，彩超提示胎儿发育不良。既往月经量少，经血淡，有时 3 月不至。有口腔炎病史。刻下诊见：月经 3 月未至，后见红，3 天干净，量较少，伴有腰酸，无腹痛，心慌心悸，口腔溃疡，口干，梦多，纳食一般。小便黄，大便可。舌淡红，尖红，苔薄黄，脉滑无力。

诊断 胎漏——肾气不固，气血不足，心火上炎。治以补益气血，补肾固胎，清心火。拟八珍汤合寿胎丸加减方如下：

党参 12g	当归 6g	川芎 5g	白芍 12g
生地 15g	枸杞 20g	桑寄生 12g	菟丝子 12g
淫羊藿 12g	女贞子 12g	麦冬 12g	栀子 6g
甘草 8g			

10 剂。

2014 年 7 月 30 日二诊，服用上方后口腔溃疡消失，无口干，无见红，无心慌心悸，偶有做梦，少许腰酸。舌淡红，苔薄白，脉滑较前有力。拟方如下：

党参 10g	黄芪 12g	山药 15g	当归 6g
生地 15g	红花 8g	枸杞 30g	桑寄生 12g
菟丝子 10g	女贞子 12g	栀子 6g	甘草 8g

10 剂。

2014 年 8 月 11 日三诊，服用上方后腰酸消失，偶有做梦，余无不适。拟方如下：

党参 10g	黄芪 12g	山药 15g	当归 6g
生地 15g	杜仲 10g	桑寄生 12g	淫羊藿 15g
菟丝子 10g	女贞子 12g	栀子 6g	甘草 8g

6 剂。

服用上方后诸症除，半年后足月产下一个健康男婴，母子平安。

 按 胎漏与脾肾两脏、气血不足关系尤为密切。此孕妇既往月经量少、色淡，有时 3 月不至，可见其素体气血不足；现胎儿发育不良，乃孕妇气血亏虚不能滋养胎儿所致。此孕妇心慌心悸、口腔溃疡、口干、梦多、小便黄，乃夹有心火之象。故治以补益气血，补肾固胎，清心火。方以八珍汤合寿胎丸加减。方中党参、甘草健脾益气，当归、川芎、白芍、生地、枸杞养血理血，桑寄生、菟丝子、淫羊藿、女贞子补肾安胎，麦冬滋心阴，栀子清泄三焦之火，甘草调和诸药。二诊，患者服用上方后口腔溃疡消失，无口干，无见红，无心慌心悸，偶有做梦，少许腰酸，舌淡红，苔薄白，脉滑较前有力。对上方稍作调整，加黄芪、山药助党参健脾益气，更川芎、白芍为红花，助当归活血，去淫羊藿补肾阳之力，去麦冬滋阴之力。三诊，患者服用上方后腰酸消失，偶有做梦，余无不适。续以党参、黄芪、山药、甘草健脾，当归、生地补血活血，杜仲、桑寄生、淫羊藿、菟丝子、女贞子补肾，加栀子清内热。诸药合用，补益脾肾，清热安胎。服用上方后诸症除，半年后足月产下一个健康男婴，母子平安。李老善用泰山磐石散、胎元饮、寿胎丸等益肾健脾、理血安胎之方治疗胎漏。针对此孕妇兼有心火上炎的现象，需另加清心火之品。

胎萎不长案

张某，女，25 岁。

2015 年 3 月 14 日初诊。患者有身孕 2 月余，B 超示未现血管搏动。刻下诊见：精神一般，形体偏瘦，心慌心悸，入睡困难，口舌生疮，口干，烦躁，乏力，干呕，干咳无痰，胃纳差，大便干。舌干红，苔少，脉细滑。

诊断 胎萎不长——气阴不足。治以益气养阴。拟益气养阴方如下：

生地 15g	麦冬 15g	北沙参 20g	党参 20g
当归 6g	白芍 12g	酸枣仁 12g	竹茹 20g
甘草 10g	大枣 6 枚	生姜 3 片	

7 剂。

2015 年 3 月 21 日二诊，B 超示血管音复现，无口腔溃疡，口干好转，偶有心悸，仍有失眠，少许腰酸，纳差，大便烂。舌淡红，苔白，脉滑。拟归脾汤加减方如下：

党参 20g	白术 8g	茯苓 10g	白芍 12g
麦冬 15g	酸枣仁 12g	当归 5g	陈皮 10g
龙眼肉 8g	桑寄生 8g	甘草 10g	

7 剂。

2015 年 4 月 1 日三诊，服用上方后胃口、睡眠、腰酸好转，咳嗽消失。舌红，苔薄白，脉滑无力。拟方如下：

党参 20g	山药 15g	生地 15	当归 8g

麦冬 15g　　　　酸枣仁 12g　　　龙眼肉 8g　　　　竹茹 15g
甘草 10g

7 剂。

2015 年 4 月 10 日四诊，自觉精神好转，有少许腰酸，余无不适，脉滑无力。虑肾气不足，加强补肾安胎。拟方如下：

党参 20g　　　　山药 15g　　　　生地 15g　　　　当归 8g
麦冬 15g　　　　酸枣仁 10g　　　竹茹 20g　　　　杜仲 10g
菟丝子 10g　　　沙苑子 10g　　　枸杞 20g　　　　甘草 10g

10 剂。

2015 年 4 月 20 日五诊，服用上方后腰酸消失，咽不利，口干，脉有力。拟方如下：

党参 20g　　　　山药 15g　　　　生地 15g　　　　麦冬 15g
枸杞 20g　　　　酸枣仁 12g　　　连翘 12g　　　　金银花 12g
甘草 10g

10 剂。

按　妊娠胎气本乎血气，胎萎不长的主要病因病机是气血虚弱，不能荣养胎儿；亦有因血寒生化失期或血热伤阴，阴虚血燥，不能滋养胎儿。治病不能固化思想，应着重于患者本身，以当下所采集的四诊资料来细细分析，此次治疗的辨证着重辨虚实。初诊，此案患者有身孕 2 月余，B 超示未现血管搏动。形体偏瘦，心慌心悸，入睡困难，口舌生疮，口干，烦躁，乏力，干呕，干咳无痰，胃纳差，大便干，舌干红，苔少，脉细滑。此乃气阴两虚之证，治以益气养阴，拟益气养阴方。方中生地、麦冬、北沙参滋养阴津，党参、甘草、大枣、生姜调理脾胃，当归、白芍养血，酸枣仁安神，竹茹清内热。诸药合用，益气养阴为主，兼以安神清热。二诊，B 超示血管音复现，无口腔溃疡，口干好转，偶有心悸，仍有失眠，少许腰酸，纳差，大便烂。舌淡红，苔白，脉滑。虑患者心脾气虚弱，拟归脾汤加减。三诊，患者服用上方后胃口、睡眠、腰酸好转，咳嗽消失。舌红，苔薄白，脉滑无力。续以前法加减。四诊，患者自觉精神好转，有少许腰酸，余无不适，脉滑无力。虑患者肾气不足，加入杜仲、菟丝子、沙苑子、枸杞，以加强补肾安胎。五诊，患者服用上方后腰酸消失，咽不利，口干，脉有力。以党参、山药、甘草健脾，生地、麦冬、枸杞滋阴，酸枣仁安神，连翘、金银花清热解毒续后。纵观其治，李老重于辨证，根据患者气血虚实以调理身体，孕妇安则胎自得养。

不孕案

⊙ 案例一

宋某，女，33岁。

2000年3月6日初诊。缘患者6年前因不孕曾前来求诊，后生一子，现欲再生一孩，屡试不孕，故再次前来求诊。刻下诊见：面色萎黄，形体偏胖，平素月经延迟，经量少，经期痛经，有血块，疲倦乏力，四肢冷，怕冷，腰酸无力，偶有头晕，口唇干燥，无口干口苦，无发热恶寒，无咳嗽，无胸闷气促，无腹胀腹痛，纳差，眠一般。大便偏干，小便清长。舌淡暗且胖，边有齿印，苔根白腻，脉沉细涩，双尺无力。

诊断 不孕——气血亏虚，肾虚血瘀。治以补益气血，补肾调经。拟八珍汤加减方如下：

熟地30g	白芍25g	川芎12g	王不留行20g
党参30g	白术10g	柴胡4g	陈皮10g
桂枝6g	麦冬12g	续断10g	

3剂。加水至1 000ml，煎至600ml，分3次饭后温服，日1剂。嘱禁一切生冷冰冻、煎炸油腻、肥甘厚味之物，畅情志，早卧早起，勿熬夜、房劳过度。

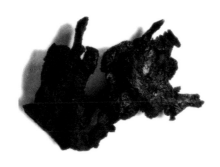

熟地

2000年3月10日二诊，服用上方后精神较前好转，腰酸稍减轻，怕冷减轻，手足较前暖和，大便质软成形、色黄，小便调，纳较前改善，面色较前有光泽。舌淡暗且胖，边有齿印，脉沉细涩，尺部较前有力。拟方如下：

熟地30g	当归10g	白芍10g	川芎8g
桃仁10g	红花8g	丹皮10g	党参30g
续断10g	桑寄生15g	甘草10g	

3剂。加水至1 000ml，煎至600ml，分3次饭后温服，日1剂。

2000年3月15日三诊，服用上方后腰酸进一步减轻，但仍觉头晕、怕冷、腹满、口唇干燥。拟温经汤加减方如下：

当归10g	白芍10g	川芎10g	党参35g
丹皮10g	阿胶10g	麦冬15g	吴茱萸5g
法半夏10g	桂枝10g	甘草10g	

3剂。加水至1 000ml，煎至600ml，分3次饭后温服，日1剂。

2000年3月18日四诊，服用上方后月经来潮，下瘀血甚多，经期仍有腰酸，易烦躁，眼屎多，眼白红，舌尖偏红，脉滑偏数。虑有虚火，去温药增清热药，拟方如下：

生地20g	当归10g	白芍10g	川芎8g
玄参15g	赤芍10g	丹皮10g	陈皮10g
益母草10g	栀子10g	甘草8g	

3剂。加水至1 000ml，煎至600ml，分3次饭后温服，日1剂。

2000 年 3 月 21 日五诊，服用上方后大便偏烂，身体困重感，两肋胀，偶有口苦，腰酸。舌淡，苔白腻，脉弦滑，尺沉。拟方如下：

生地 10g	当归 10g	川芎 8g	薏苡仁 25g
陈皮 10g	柴胡 5g	香附 10g	乌药 10g
杜仲 10g	续断 15g	桑寄生 15g	菟丝子 25g
益母草 15g	甘草 8g		

3 剂。加水至 1 000ml，煎至 600ml，分 3 次饭后温服，日 1 剂。

2000 年 7 月 30 日六诊，自行停药后怀孕，怀孕至 3 月时不慎流产，行刮宫术半月后前来就诊。刻下诊见：面色偏黄，神疲乏力，气短，腰酸，纳一般，眠可，二便调。舌淡，苔薄白，脉细，尺沉无力。拟方如下：

生地 15g	当归 10g	川芎 8g	白芍 10g
黄芪 20g	党参 20g	菟丝子 15g	续断 10g
桑寄生 10g	陈皮 10g	香附 10g	丹皮 10g
益母草 15g			

3 剂。加水至 1 000ml，煎至 600ml，分 3 次饭后温服，日 1 剂。

2000 年 8 月 7 日七诊，服用上方后精神乏力、腰酸好转。效不更方，拟方如下：

熟地 15g	当归 10g	川芎 8g	黄芪 20g
党参 20g	菟丝子 15g	续断 10g	桑寄生 10g
陈皮 10g	香附 10g	乌药 10g	益母草 15g
红花 6g			

30 剂。加水至 1 000ml，煎至 600ml，分 3 次饭后温服，日 1 剂。

2000 年 9 月 9 日八诊，服用上方后精神可，面色红润，经期正常，痛经消失，偶有腰酸。舌淡红，苔薄白，脉滑，双尺较前有力。考虑患者气血旺盛，继续补肾通经，再服用 7 剂后可停药，半月后可准备备孕。拟方如下：

生地 15g	当归 15g	川芎 8g	香附 10g
陈皮 10g	益母草 20g	法半夏 10g	木通 5g
红花 10g	没药 10g	菟丝子 20g	车前子 10g
生姜（自备）10g			

7 剂。

后生一女。

按 不孕症主要与肾气不足、冲任气血失调有关。临床上有气血两虚、肾虚、肝郁、痰湿、血瘀等类型，但多见气血两虚证型，甚至多种病机夹杂，甚是难治。初诊，此案患者面色萎黄、精神疲倦、经量少、头晕，虑其气血亏虚；经期痛经、有血块、怕冷、四肢冷，虑其气虚不能温煦，血脉瘀阻；形体偏胖，纳差，舌淡暗且胖，边有齿印，苔根白腻，脉沉细涩，双尺无力，虑为脾肾亏虚，湿浊内生之象。虽然病机复杂，但仍以虚证为主，气血足则血自可运，脾肾气实则痰湿可化，故治以补益气血、补肾调经为法。方以八珍汤加减。方中以熟地、白芍、川芎、王不留行补血活血，党参、白术健脾益气，续断补肾气，柴胡、陈皮疏理气机，桂枝温通血脉，麦冬滋阴液。二诊，诸症缓解，脉象尺部较前有力，仍沉细涩，舌仍淡暗，考虑患者瘀血仍重，于上方基础上加大活血化瘀之力，方以桃红四物汤加减。三诊，他症减轻，但仍有头晕、怕冷、腹满、口唇干燥等症状。其舌偏暗，脉沉细涩，双尺无力，可见病机为冲任虚损，夹有郁热。《金匮要略·妇人杂病脉证并治第二十二》云："问曰：妇人五十所，病下利数十日不止；暮即发热，少腹里急，腹满，手掌烦热，唇口干燥，何也？师曰：此病属带下。何以故？曾经半产，瘀血在少腹不去。何以知之？其证唇口干燥，故知之。当以温经汤主之。亦主妇人少腹寒，久不受胎；兼取崩中去血，或月水来过多，及至期不来。"方用温经汤加减。四诊，月经来潮，下瘀血甚多，经期仍有腰酸，易烦躁，眼屎多，眼白红，舌尖偏红，脉滑偏数。考虑此为虚火，于四物汤中加入清热凉血活血之品。五诊，大便偏烂，身体困重感，两肋胀，偶有口苦，腰酸。舌淡，苔白腻，脉弦滑，尺沉。虑其有脾虚，肝木内乘之象。于补血益肾中加入柴胡、陈皮、香附、乌药等健脾行气解郁之品。六诊，考虑患者流产后气血大亏兼有瘀血阻滞，治以补益气血，补益肾气，行气活血。方以八珍汤加减。方中以生地、当归、川芎、白芍、黄芪、党参补益气血，菟丝子、续断、桑寄生补肾，陈皮、香附理气解郁。调经止痛，丹皮、益母草活血化瘀通经。七诊如前法。八诊，考虑患者气血旺盛，肾气倍增，于上方基础上加木通、车前子加强通经络，法半夏、陈皮加强燥湿化痰。纵观其治，前后共八诊，李老攻补兼施，以调经为首要。补泻需视其气血精之虚实，气血畅，肾气足，经血调，则孕可待矣。

⊙ **案例二**

王某，女，25 岁。

2003 年 12 月 22 日初诊，诉不孕，黄带气浊，下阴瘙痒。舌红，苔黄腻，脉滑。

诊断 带病——脾虚湿热。治以健脾祛湿，清热燥湿止痒。拟方如下：

山药 20g	芡实 20g	黄柏 6g	苦参 15g
麦冬 15g	玄参 20g	丹皮 10g	白芍 15g
甘草 8g			

14 剂。

2004 年 1 月 13 日二诊，服用上方后黄带减少，瘙痒消失。守方更进 10 剂。

2004 年 2 月 10 日三诊，已经怀孕，尿孕检测呈阳性，近日见红，少腹坠胀不适。拟胶艾四物汤加味杜仲、桑寄生、党参方如下：

阿胶 10g	艾叶 10g	当归 10g	白芍 10g
川芎 6g	生地 18g	党参 20g	桑寄生 10g
杜仲 15g	甘草 6g		

3 剂。

2004 年 2 月 14 日四诊，血止。原方更进 3 剂。后诞下一子，母子平安。

按 此案主治带病、不孕、胎漏。治不孕，当先治带，次调经，后求孕。此案患者虽因不孕而来，但其有带病，当先治带。治带重在治湿，治湿又重在健脾，这是李老的经验。凡见黄带黏浊，多属湿热下注，带脉失约。宜运用山药、芡实以健脾祛湿止带，黄柏、苦参以清热燥湿止痒，麦冬、玄参、丹皮以清热凉血。二诊效不更方。三诊，虑其胎漏，治以止血安胎、补益脾肾，方以胶艾四物汤加减，疗效显著。四诊，效不更方，血止。原方更进 3 剂。后诞下一子，母子平安。

⊙ **案例三**

王某，女，30 岁。

2005 年 2 月 24 日初诊。婚后 2 年不孕，经多方求医无效。刻下诊见：经前乳房胀痛，有时下腹胀痛不适，胸闷痛，月经量少，色红，2~3 日干净，时恶心，时发热，腰酸腿软，口干口苦。小便黄，大便不畅，5 日一行。舌红，苔厚，脉弦滑。

诊断　月经量少——气血亏虚，肝气郁结，痰热内蕴。治以疏肝解郁，健脾养血，清热化痰。拟丹栀逍遥散合温胆汤加减方如下：

当归 10g	白芍 10g	川芎 8g	红花 10g
生地 12g	白术 10g	茯苓 10g	柴胡 10g
香附 10g	丹皮 10	栀子 10g	竹茹 15g
法半夏 10g	甘草 8g		

10 剂。同服五子衍宗丸，每次 6g，每日 3 次，饭后开水温服。

2005 年 3 月 8 日二诊，服用上方后乳房胀痛稍减轻，下腹胀痛不适消失，胸闷痛好转，无恶心，无发热，仍腰酸腿软、口干口苦。小便黄，大便畅，日一行。舌淡红，苔薄黄，脉弦滑。拟八珍汤加减方如下：

党参 20g	白术 10g	熟地 15g	当归 15g
川芎 10g	枸杞 15g	菟丝子 15g	杜仲 12g
丹参 20g	车前子 10g	香附 12g	山药 20g
生姜 4g	甘草 8g		

30 剂。同服开郁种玉丸，每次 9g，每日 3 次，饭后开水温服。

2005 年 4 月 10 日三诊，服用上方后月经量较前增多，有血块，腰酸好转，口干口苦消失，经前无乳房胀痛，无胸闷，现正值月经后期，胞宫气血空虚，宜继续大补气血，补肾气，兼活血化瘀。拟方如下：

党参 25g	白术 10g	茯苓 10g	熟地 15g
当归 15g	川芎 10g	枸杞 12g	菟丝子 15g
杜仲 12g	丹参 20g	车前子 8g	香附 12g
山药 25g	益母草 20g	生姜 4g	甘草 8g

30 剂。

2005 年 5 月 15 日四诊，服用上方后月经量正常，无血块，精神好转，仍有少许腰酸、怕冷。舌淡红，苔白，脉沉。虑瘀热已去，应大补肾阳，拟方如下：

红参 8g	黄芪 20g	当归 20g	丹参 20g
生地 20g	香附 12g	山药 20g	枸杞 15g
巴戟天 10g	菟丝子 15g	女贞子 15g	鹿茸 6g
淫羊藿 20g	甘草 5g		

10 剂。

2005 年 6 月 2 日五诊，服用上方后面色红润，精神倍增，腰酸消失，不怕冷，但有少许咽痛。舌红，苔薄黄，脉较前有力。调整药方如下：

红参 8g	陈皮 15g	白术 8g	当归 12g
川芎 8g	生地 12g	山药 15g	枸杞 15g
巴戟天 10g	菟丝子 12g	杜仲 10g	淫羊藿 20g
鹿茸 6g	栀子 10g		

30 剂。

按 治不孕，当先治带，次调经，后求孕。初诊，患者月经量少，乃气血不足，兼气滞痰郁之象，故予丹栀逍遥散合温胆汤加减，以疏肝解郁、健脾养血、清热化痰。方中当归、白芍、川芎、红花、生地活血养血，白术、甘草、茯苓健脾祛湿，柴胡、香附疏肝理气，丹皮、栀子、竹茹、法半夏、茯苓合用清热化痰。二诊，李老善攻补兼施，以调经为首要。补泻需视其气血精之虚实，气血畅，肾气足，经血调，则孕可待矣。见湿热渐化，予八珍汤加减以调养气血，加枸杞、菟丝子、杜仲补肾精，加丹参以行血，加车前子通畅水道，加香附以畅气机，攻补兼施为法。三诊，效不更方，续以前法，虑有血块，加入益母草以活血通经。四诊，有少许腰酸，怕冷，虑其肾阳不足，加入鹿茸、淫羊藿、菟丝子、巴戟天以温壮肾阳，枸杞、女贞子以滋补肾阴，红参、山药、黄芪、甘草以益气，当归、生地、丹参以养血活血，香附以疏理气机。五诊，前方稍作调整，效不更法。3月后特来告知已怀孕2月。一年后告知诞下一个健康女孩。

⊙ **案例四**

王某，女，24 岁。

2011 年 5 月 8 日初诊。患者既往有 3 次孕 3 月胎萎病史，流产，刮宫 4 次，今 5 月尚未来月经，子宫 B 超呈阴性，尿妊娠试验呈阴性。刻下诊见：面色萎黄，身体瘦弱，头晕心悸，少气懒言，腰膝酸软。舌质淡嫩，苔少，脉滑细弱无力。

诊断 月经延迟——气血亏虚，肾精不足。治以补气养血，滋肾填精。拟胎元饮加减方如下：

党参 20g	黄芪 20g	山药 15g	白术 8g
山茱萸 12g	菟丝子 10g	枸杞（自备）30g	杜仲 10g
女贞子 18g	当归 10g	生地 8g	薄荷 6g
甘草 10g			

6 剂。加水至 800ml，煎至 200ml，温服，日 1 剂，每剂服 2 次。下次使用阿胶、白芍、红参、鹿茸、肉桂、玄参等。

2011 年 5 月 15 日二诊。上方服用 2 剂后少腹痛，经来。继续上方加红花以活血，拟方如下：

红参 6g	黄芪 20g	山药 20g	菟丝子 10g
杜仲 10g	鹿茸 6g	桑寄生 10g	当归 10g
生地 10g	红花 6g	甘草 8g	

6 剂。加水至 800ml，煎至 200ml，温服，日 1 剂，每剂服 2 次。

2011 年 6 月 3 日三诊。拟方如下：

红参6g	黄芪20g	山药20g	白术8g
菟丝子15g	杜仲10g	续断12g	鹿茸6g
当归10g	生地10g	茯苓10g	甘草10g

6剂。下次加淫羊藿，经前周腹痛可加红花、陈皮、川芎。

2011年11月17日四诊。拟方如下：

红参5g	山药15g	白术8g	山茱萸8g
菟丝子12g	枸杞（自备）15g	杜仲10g	鹿茸4g
淫羊藿10g	沙苑子10g	桑寄生10g	当归6g
生地10g	甘草6g		

6剂。

2011年12月26日五诊，已孕，孕后呕吐较重，继续予以大补气血，增行气安胎之功，并交代勿食生凉之物。拟方如下：

红参6g	黄芪15g	白术10g	陈皮8g
茯苓10g	生地8g	当归8g	白芍10g
川芎5g	法半夏10g	砂仁5g	杜仲10g
甘草8g	生姜（自备）3片		

3剂。勿用人参、鹿茸，用平补法为佳。

2012年2月7日六诊，因流产数次，故孕后要求连续服药。拟方如下：

| 红参6g | 黄芪15g | 山药15g | 白术10g |
| 菟丝子10g | 枸杞（自备）20g | 杜仲10g | 桑寄生10g |

当归10g　　　　生地10g　　　　甘草8g

6剂。必要时加鹿茸。

2012年2月23日七诊。拟方如下：

红参6g　　　　黄芪15g　　　　山药15g　　　　白术10g
菟丝子10g　　　枸杞（自备）20g　杜仲10g　　　　桑寄生10g
当归10g　　　　生地10g　　　　甘草8g

6剂。

2012年3月13日八诊，再予以上方6剂。
足月生一子，甚健。

　　按　"胎气本乎血气"，孕后血虚气弱，则胎元内失气血濡养而胎萎不长，气血亏虚，机体失于充养，故身体孱弱；血虚心脑失养，故头晕心悸；气虚阳气不布，故少气懒言；血虚气弱，肌肤失荣，故面色苍白，少气懒言；腰膝酸软为肾精不足之象；气血亏虚，5月尚未来月经，舌质淡嫩，苔少，脉滑细弱无力，为气血亏虚、肾精不足之象。本病早在《诸病源候论·妊娠胎萎燥候》中就有记载："胎之在胞，血气资养，若血气虚损，胞脏冷者，胎则翳燥萎伏不长。其壮儿在胎内都不转动，日月虽满，亦不能生，是其候也。而胎在内痿燥，其胎多死。"《景岳全书·妇人规》说："妊娠胎气血本乎血气，胎不长者，亦惟血气之不足耳。"本案的主要病因病机是母体先天禀赋虚弱，脏腑血气亏损，或孕后气血不足以荣养其胎，遂致胎萎，予以胎元饮加减。党参、黄芪、山药、白术补气，为君药。山茱萸养肝滋肾；菟丝子、枸杞、杜仲、女贞子补肾益精，为精血同源之名；当归滋补阴血，生地滋补阴津；薄荷归肝经，有解郁之功，肝主藏血，血竭而 5 月月经未来，薄荷有引精血入肝并疏肝之效。源于劳倦内伤损及胞宫，孕未生血之养，故二三月胎萎而枯也。孕元气大补，精血大养，灌输于胞，即孕而胎苗得养，当有所成也。二诊，少腹痛，经来，继续原方加红花活血通经。三诊、四诊，气血郁结已解，于上方基础上加益肾之品，温养气血肾精，以培元为本。五诊，已孕，孕后呕吐较重，继续予以大补气血，增行气安胎之功，并交代勿食生凉之物。六诊、七诊、八诊，续以补益气血、补益肾精以安胎。后足月生一子，甚健。纵观其治，前后共八诊，李老攻补兼施，以调经为首要。补泻需视其气血精之虚实，气血畅，肾气足，经血调，则孕可待矣。

⊙ **案例五**

王某，女，25 岁。

2013 年 4 月 10 日初诊。患者为促孕前来求诊，诉月经量少，经来腹痛，腰膝酸软。舌淡，苔薄白，脉细。

诊断 月经量少——血虚郁滞，精血亏虚。治以补肾填精，理血调经。拟四物汤加减方如下：

生地 10g	白芍 10g	当归 8g	川芎 5g
红花 8g	香附 10g	桑寄生 10g	菟丝子 12g
枸杞（自备）20g	益母草 15g	青皮 10g	

6 剂。

2013 年 4 月 26 日二诊。拟方如下：

生地 10g	白芍 10g	当归 6g	川芎 6g
红花 8g	香附 12g	桑寄生 10g	菟丝子 10g
枸杞（自备）20g	淫羊藿 15g	山茱萸 8g	山药 12g
杜仲 10g	甘草 8g		

6 剂。

2013 年 5 月 4 日三诊。拟方如下：

生地 10g	当归 8g	党参 10g	桑寄生 12g
菟丝子 10g	枸杞（自备）20g	淫羊藿 15g	山茱萸 8g
杜仲 10g	女贞子 10g	沙苑子 10g	山药 15g

甘草8g

6剂。

服用后孕一子。

按 治不孕，当先治带，次调经，后求孕。此案患者月经量少，痛经，腰膝酸软，舌淡，苔薄白，脉细，此乃精血不足，气血郁滞所致，故当调经为要。四物汤是补血的常用方，也是调经的基本方。其最早见于晚唐蔺道人所著《仙授理伤续断秘方》，被用于治疗外伤瘀血作痛。后来被载于宋代《太平惠民和剂局方》（该书首先记载将四物汤用于妇产科疾病）。四物汤被后世医家称为"妇科第一方""妇女之圣药"，其以"血证立法"，"调理一切血证是其所长"。方以生地、白芍（血中血药）阴柔补血之品与辛香的当归、川芎（血中气药）相配，动静结合，补血而不滞血，活血而不伤血。加以红花、香附增加活血行气止痛之功，桑寄生、菟丝子、枸杞填补肾精，培元固本，益母草有养血调经功效，青皮理气健脾，避免滋补阴精之滋腻。二诊、三诊，续以前法，加强补益肝肾。纵观其治，李老攻补兼施，以调经为首要。补泻需视其气血精之虚实，气血畅，肾气足，经血调，则孕可待矣。

⊙ 案例六

孙某，女，28 岁。

2014 年 6 月 28 日初诊。患者一年前曾服药 2 次而怀孕 2 次，皆流产，未服我药前曾孕，亦流产，共计流产 3 次，均 2 月左右流产。子宫内有纤维化块，子宫后位。此次经来，乳房痛减轻，痛时以刺痛为主，自觉烦热，经量细少，色暗红，腰酸，口苦。舌暗红，苔薄黄，脉弦涩。

诊断 月经量少——气滞血瘀血虚。治以行气活血，养血化瘀。拟丹栀逍遥散加减方如下：

益母草 12g	红花 6g	丹皮 9g	丹参 12g
赤芍 10g	白芍 12g	怀牛膝 9g	生地 12g
当归 6g	枸杞（自备）12g	柴胡 6g	郁金 9g
栀子 8g			

6 剂。

2014 年 7 月 8 日二诊，腰膝酸软，神疲乏力，腰痛，经血咖啡色，经来腹微痛，经前一周两乳胀痛，触之加剧。当以滋肾养血、益气行气为主。拟方如下：

杜仲 10g	淫羊藿 15g	桑寄生 12g	枸杞（自备）30g
黄芪 12g	当归 8g	熟地 12g	山药 15g
红花 8g	香附 10g	甘草 10g	

6 剂。

2014 年 7 月 20 日三诊，发现为乙肝病毒携带者，小便黄。拟方如下：

黄芪 15g	党参 12g	当归 6g	熟地 12g
薏苡仁 10g	山药 15g	栀子 6g	杜仲 10g
淫羊藿 12g	桑寄生 12g	甘草 8g	

6 剂。

2014 年 8 月 2 日四诊。拟方如下：

黄芪 15g	党参 12g	当归 8g	熟地 12g
山药 15g	栀子 6g	菟丝子 12g	杜仲 12g
淫羊藿 15g	桑寄生 12g	甘草 8g	

9 剂。

2014 年 8 月 21 日五诊，腰膝酸软、神疲乏力明显好转，但情绪受刺激后不舒，嗳气。治以疏肝解郁为主。拟方如下：

柴胡 10g	丹皮 10g	赤芍 15g	丹参 10g
香附 10g	枳壳 10g	墨旱莲 10g	车前子 10g
覆盆子 10g	女贞子 10g	菟丝子 10g	甘草 5g

7 剂。

2014 年 9 月 1 日六诊，仍嗳气，胸胁疼痛，经少，经前乳房胀痛，口苦。治以调和肝脾、养血调经，方以逍遥散加减如下：

| 柴胡 10g | 茯苓 10g | 白术 8g | 白芍 10g |
| 当归 6g | 生地 12g | 薄荷 6g | 红花 10g |

川芎 8g   香附 12g   川楝子 10g   王不留行 20g
甘草 6g

6 剂。治流产可参左归丸或者六味地黄丸。

2014 年 9 月 9 日七诊。拟方如下：

柴胡 10g   白芍 10g   当归 8g   薄荷 6g
香附 10g   郁金 10g   青皮 10g   红花 10g
鸡血藤 15g   麦芽 30g   车前子 10g   枸杞（自备）30g

6 剂。下次小便黄选龙胆草、栀子。

2014 年 9 月 22 日八诊。拟方如下：

当归 8g   益母草 5g   赤芍 10g   生地 10g
桃仁 10g   红花 10g   丹皮 10g   泽兰 10g
茯苓 10g   柴胡 10g   枳实 10g   车前子 8g
黄柏 6g

6 剂。可参蒲公英，下次可参丹参、牛膝。

经治疗后孕一孩。

按 治不孕，当先治带，次调经，后求孕。患者曾有多次流产史，共计流产 3 次，均 2 月左右流产，子宫内有纤维化块，子宫后位，故知其素体精血不足。初诊，此次经来，乳房痛减轻，痛时以刺痛为主，自觉烦热，经量细少，色暗红，腰酸，口苦，舌暗红，苔薄黄，脉弦涩，诸症皆为瘀血内阻胸部，气机郁滞所致，即王清任所称"胸中血府血瘀"之证。胸中为气之所宗、血之所聚、肝经循行之分野。血瘀胸中，气机阻滞，清阳郁遏不升，则乳房时有疼痛，痛如针刺，且有定处；瘀久化热，则口苦；肝失条达，瘀热扰心，则自觉烦热；经量细少，则本为血虚，至于唇、舌、脉所见，经色暗红，皆为瘀血征象。治以行气活血，兼以补血、清热、止痛。方中益母草、红花、丹皮、丹参、赤芍、白芍、怀牛膝、生地、当归、枸杞共奏活血通经、祛瘀止痛、养血益阴之功，且枸杞滋补肾精。柴胡、郁金疏肝解郁，升达清阳，尤善理气行滞，使气行则血行；栀子清三焦湿热。二诊，腰膝酸软，神疲乏力，腰痛，经血咖啡色，经来腹微痛，经前一周两乳胀痛，触之加剧，此为肾精不足，气血失养，气血郁滞之象。故予杜仲、淫羊藿、桑寄生、枸杞补益肾精，黄芪、甘草、当归、熟地、山药补益气血，红花、香附行气活血。三诊、四诊，发现为乙肝病毒携带者，小便黄，知有内热，在上方基础上加入薏苡仁、栀子以清热，余法不更。五诊，腰膝酸软，神疲乏力明显好转，但情绪受刺激后不舒，嗳气。治以疏肝解郁为主，续以补益肾精。六诊、七诊，仍嗳气，胸胁疼痛，经少，经前乳房胀痛，口苦。治以调和肝脾，养血调经，予以逍遥散加减。八诊，虑瘀血内阻，兼有下焦湿热，遂予当归、益母草、赤芍、生地、桃仁、红花、丹皮、泽兰活血调经，柴胡、枳实疏理气机，车前子、黄柏清下焦湿热。经治疗后孕一孩。纵观其治，李老攻补兼施，以调经为首要。补泻需视其气血精之虚实，气血畅，肾气足，经血调，则孕可待矣。

乳案

⊙ **案例一**

曾某，女，31 岁。

2006 年 5 月 24 日初诊，诉乳儿 8 月，欲断乳。舌质红，苔白，脉弦。治以理气回乳。拟方如下：

麦芽 150g	枳实 10g	青皮 10g	大茴香 3g
小茴香 3g	焦山楂 15g	槟榔 6g	

1 剂。

2006 年 5 月 27 日二诊，乳汁减少，又想母乳喂满 1 年后再断奶。舌质红，苔白，脉弦细。治以益气通乳。拟方如下：

西洋参 10g	党参 60g	当归 20g	麦冬 15g
王不留行 30g	桔梗 10g		

3 剂。

2006 年 6 月 6 日三诊，乳汁分泌增多。舌质红，苔白，脉弦。继续上方，拟方如下：

西洋参 10g	党参 60g	当归 20g	麦冬 15g
王不留行 30g	桔梗 10g		

3 剂。

　　按　本案用药为李老断乳与催乳经验方。《滇南本草》曰："麦芽治妇人奶乳不收，乳汁不止。"大剂量麦芽即可回乳。佐入枳实、青皮、大茴香、小茴香理气止痛，焦山楂散瘀之品，防止乳收气机不利，乳房胀痛之弊。二诊，患者乳汁减少，又想母乳喂养，遂予益气通乳方。乳为津精，气能生津，故予西洋参、党参益气之品，津血同源，益气之时不忘养血；津为阴液，须滋阴，故加当归、麦冬，再入通乳要药王不留行，加桔梗开宣肺气以促乳。乳汁生成以气、阴、津三者为要，今观其方，斯为妙也。

⊙ 案例二

朱某，女，32 岁。

2009 年 5 月 21 日就诊，诉产后乳少。拟方如下：

党参 30g	当归 15g	麦冬 15g	王不留行 30g
桔梗 10g			

2 剂。

    按 本案主治产后乳少。患者既往气血亏虚，产后乳少，而乳汁生成以气、阴、津三者为要，宜以益气通乳方促进乳汁分泌。乳为津精，气能生津，故予大量党参益气，津血同源，益气之时不忘养血；津为阴液，须滋阴，故加当归、麦冬，再入通乳要药王不留行，加桔梗开宣肺气以促乳。

⊙ 案例三

方某，女，41 岁。

2012 年 12 月 1 日初诊，诉右侧乳房偏痛，痛如针刺且有定处，心悸怔忡，失眠多梦，急躁易怒，入暮潮热，月经有瘀血块，唇暗。舌质暗红。舌有瘀点，脉涩。

诊断 乳痛——瘀血阻络。治以活血化瘀，行气止痛。拟血府逐瘀加减方如下：

桃仁 10g	红花 10g	赤芍 10g	川芎 6g
怀牛膝 6g	生地 12g	当归 10g	鸡血藤 10g
桔梗 6g	柴胡 6g	龙眼肉 8g	豆蔻 6g
甘草 6g			

6 剂。

2012 年 12 月 10 日二诊，乳痛减。拟方如下：

丹参 20g	红花 10g	白芍 15g	川芎 6g
当归 8g	青皮 12g	枳实 12g	栀子 8g
柴胡 8g	王不留行 20g	甘草 6g	

6 剂。

2012 年 12 月 20 日三诊。拟方如下：

桃仁 10g	红花 10g	赤芍 10g	川芎 6g
枳壳 6g	当归 8g	生地 10g	怀牛膝 6g

柴胡 6g	桔梗 6g	香附 10g	黄芩 10g
甘草 6g			

6 剂。

2013 年 1 月 3 日四诊，乳痛减，乳仍胀硬。拟方如下：

丹参 15g	当归 8g	红花 10g	乳香 8g
没药 8g	莪术 10g	山楂 10g	法半夏 10g
陈皮 12g	茯苓 10g	元胡 10g	鸡血藤 20g
龙眼肉 8g			

10 剂。下次用焦山楂取代鸡血藤。

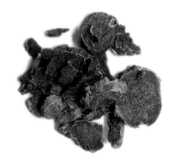

莪术

2013 年 1 月 24 日五诊，因近来家中建房劳累甚，乳房痛如前，经后半月乳胀。拟方如下：

当归 10g	川芎 6g	赤芍 10g	红花 10g
桃仁 10g	生地 10g	枳壳 6g	柴胡 6g
怀牛膝 6g	桔梗 6g	丹参 20g	乳香 8g

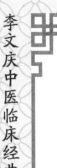

没药 8g　　　　　麦芽 30g　　　　　甘草 8g

10 剂。牡蛎、贝母、玄参可参。

2013 年 4 月 25 日六诊，当日经来，月达。未见异常，原痛大减，自触已减，稍软。拟方如下：

当归 8g	川芎 6g	赤芍 10g	红花 10g
桃仁 10g	生地 10g	枳壳 6g	柴胡 6g
怀牛膝 6g	桔梗 6g	丹参 20g	乳香 8g
没药 8g	栀子 8g	甘草 5g	

10 剂。

按　本案主治乳痛。虑其为瘀血内阻胸部，气机郁滞所致，即王清任所称"胸中血府血瘀"之证。胸中为气之所宗、血之所聚、肝经循行之分野。血瘀胸中，气机阻滞，清阳郁遏不升，则右侧乳房偏痛，痛如针刺且有定处；瘀久化热，则内热瞀闷，入暮潮热；瘀热扰心，则心悸怔忡，失眠多梦；郁滞日久，肝失条达，故急躁易怒；至于唇、舌、脉所见，皆为瘀血征象。治以活血化瘀，兼以行气止痛。方以血府逐瘀汤加减。方中桃仁破血行滞而润燥，红花活血祛瘀以止痛，共为君药。赤芍、川芎助君药活血祛瘀；怀牛膝活血通经，祛瘀止痛，引血下行，共为臣药。生地、当归、鸡血藤养血益阴，清热活血；桔梗、怀牛膝一升一降，宽胸行气；柴胡疏肝解郁，升达清阳，与桔梗、怀牛膝同用，尤善理气行滞，使气行则血行，以上均为佐药。桔梗并能载药上行，兼有使药之用，怀牛膝有引血下行归元之效；甘草调和诸药，亦为使药。合而用之，使血活瘀化气行，则诸症可愈，为治胸中血瘀证之良方。配合龙眼肉安神助眠，豆蔻行气化湿。二诊，乳痛减，瘀血减轻，更桃仁、生地、鸡血藤、怀牛膝、龙眼肉为丹参活血宁心、王不留行通行乳络，更桔梗为青皮、枳实配柴胡行气止痛、栀子以清郁热；去豆蔻。三诊，治以血府逐瘀汤加香附、黄芩祛瘀兼清肝疏肝。四诊，乳痛减，乳仍胀硬，虑乳中有痰瘀内结，治病求本，加乳香、没药、莪术、山楂、法半夏、陈皮、茯苓以化痰瘀之结。五诊，因劳累甚，乳房痛如前，经后半月乳胀。治以血府逐瘀汤加丹参、乳香、没药以活血止痛，麦芽疏肝止痛。六诊，经来，月达。未见异常，原痛大减，自触已减，稍软。上方加栀子清热以续后。纵观其治，乳痛为肝气郁结，血府气血郁结所致。治必祛其瘀，行其气，散其结，清其热。

⊙ 案例四

高某，女，38 岁。

2013 年 3 月 10 日就诊，诉乳房时有疼痛，痛如针刺且有定处，心悸怔忡，急躁易怒，入暮潮热，月经有瘀血块，口苦，唇暗。舌质暗红。舌有瘀点，脉涩。

诊断　乳痛——瘀血内阻。治以活血化瘀，行气止痛。拟血府逐瘀汤加减方如下：

桃仁 10g	红花 10g	当归 8g	赤芍 10g
生地 15g	丹皮 10g	香附 10g	怀牛膝 10g
柴胡 10g	栀子 10g	甘草 8g	

6 剂。

按　本案主治乳痛。乳痛为肝气郁结，血府气血郁结所致。治必祛其瘀，行其气，散其结，清其热。本案血瘀胸中，气机阻滞，清阳郁遏不升，则乳房时有疼痛，痛如针刺且有定处；瘀久化热，则内热督闷，入暮潮热；瘀热扰心，则心悸怔忡；郁滞日久，肝失条达，故急躁易怒；至于唇、舌、脉所见，皆为瘀血征象。治以活血化瘀，兼以行气止痛。方以血府逐瘀汤加减。方中桃仁破血行滞而润燥；红花活血祛瘀以止痛，共为君药。当归、赤芍、生地、丹皮助君药活血祛瘀，为臣药。佐以怀牛膝活血通经，祛瘀止痛，引血下行。柴胡、香附疏肝解郁，使气行则血行；栀子清三焦湿热。甘草调和诸药，亦为使药。合而用之，使气血得化，则诸症可愈，为治胸中血瘀证之良方。

⊙ **案例五**

高某，女，35 岁。

2013 年 3 月 15 日初诊，诉乳房疼痛，胸闷，善太息，夜热早凉，脘腹胀满，口苦，眠差。舌暗红，脉弦涩。

诊断 乳痛——气滞血瘀。治以疏肝解郁，活血止痛。拟方如下：

柴胡 8g	丹皮 10g	川芎 6g	红花 10g
当归 8g	王不留行 20g	青皮 10g	丹参 20g
栀子 10g	甘草 4g		

6 剂。

2013 年 3 月 25 日二诊，服用上方后痛大减，守上方 6 剂。下次可加郁金或白芍、香附。

2014 年 8 月 4 日三诊，因上次怀孕引产，现不孕，经期经血黄红，量少，夹有红血块，来时腰痛，两乳红且不适，腹略痛。拟方如下：

党参 10g	桑寄生 10g	杜仲 10g	菟丝子 10g
淫羊藿 15g	当归 6g	生地 12g	青皮 10g
香附 10g	红花 8g	甘草 8g	

6 剂。

2014 年 8 月 14 日四诊。拟方如下：

法半夏 10g	竹茹 15g	枳壳 8g	陈皮 10g
茯苓 10g	苍术 8g	香附 10g	白芍 10g

丹皮 10g   黄芩 10g   甘草 5g

6 剂。

2014 年 9 月 2 日五诊，此次经来前 2 日乳痛，腹痛较剧。增加活血行气之药，拟方如下：

当归 8g   川芎 6g   白芍 12g   生地 12g
丹皮 10g   香附 10g   陈皮 10g   青皮 10g
丹参 15g   麦冬 10g   茯苓 10g   甘草 8g

6 剂。

按 此案主治乳痛。乳痛为肝气郁结，血府气血郁结所致。治必祛其瘀，行其气，散其结，清其热。肝主疏泄，性喜条达，其经脉布乳房、胁肋，循少腹。初诊，患者情志不遂，木失条达，则致肝气郁结，经气不利，故见乳房疼痛、胸闷、脘腹胀满；肝失疏泄，则情志抑郁易怒，善太息；脉弦涩为肝郁不舒之象。遵《黄帝内经》"木郁达之"之旨，治以疏肝理气、活血止痛之法。方中柴胡功善疏肝解郁，用以为君。丹皮苦辛、微寒，归心、肝、肾经，具有清热活血化瘀、退虚热等功效；川芎、红花、当归活血行气以止痛，三药相合，助柴胡以解肝经之郁滞，并增行气活血止痛之效。以上共为臣药。王不留行有通乳房经络之功，青皮理气行滞止痛，栀子清肝经之热，丹参有清热活血安神之效。甘草调和诸药，为使药。诸药相合，共奏疏肝解郁、活血止痛之功。二诊，效不更方。三诊，因上次怀孕引产，现不孕，经期经血黄红，量少，夹有红血块，来时腰痛，两乳红且不适，腹略痛。《证治准绳》曰："胎前之道，始于求子。求子之法，莫先调经。每见妇人之无子者，其经必或前或后，或多或少，或将行作痛，或行后作痛，或紫，或黑，或淡，或凝而不调，不调则血气乖争，不能成孕矣。"本案的主要病因病机是母体脏腑血气亏损，致不孕，遂予以胎元饮加减。党参补气为君药。桑寄生、杜仲、菟丝子补肾益精，为精血同源之名；淫羊藿，又称仙灵脾，用以补肾阳，李时珍曰"淫羊藿味甘气香，性温不寒，能益精气……真阳不足宜之"；当归滋补阴血，生地滋补阴津，红花活血通脉，青皮健脾且防滋补之腻，香附归肝经，有解郁行气止痛之功。元气大补，精血大养，灌输于胞，即孕而胎苗得养，当有所成也。四诊，以温胆汤加减清其痰热。五诊，此次经来前 2 日乳痛，腹痛较剧，增加活血行气之药。

⊙ **案例六**

孙某，女，28 岁。

2014 年 6 月 28 日就诊，诉此次经来乳房痛，痛时以刺痛为主，自觉烦热，经量细少，经血暗红，腰酸，口苦。舌暗红，苔薄黄，脉弦涩。

诊断 乳痛——气滞血瘀。治以活血化瘀，行气止痛。拟血府逐瘀汤加减方如下：

益母草 12g	红花 6g	当归 6g	生地 12g
赤芍 10g	丹参 12g	白芍 12g	怀牛膝 9g
丹皮 9g	柴胡 6g	栀子 8g	郁金 9g
枸杞（自备）12g			

6 剂。

按 此案主治乳痛。乳痛为肝气郁结，血府气血郁结所致。治必祛其瘀，行其气，散其结，清其热。胸中为气之所宗、血之所聚、肝经循行之分野。血瘀胸中，气机阻滞，清阳郁遏不升，则乳房时有疼痛，痛如针刺；瘀久化热，则口苦；肝失条达，瘀热扰心，则自觉烦热；经量细少，则本为血虚；至于唇、舌、脉所见，经血暗红，皆为瘀血征象。治以活血化瘀，兼以补血行气止痛。血府逐瘀汤主治诸症皆为瘀血内阻胸部，气机郁滞所致，即王清任所称"胸中血府血瘀"之证。方中益母草活血通经，红花活血祛瘀以止痛，共为君药。当归、生地、赤芍、丹参、白芍助君药活血祛瘀、柔肝止痛，为臣药。佐以怀牛膝活血通经，祛瘀止痛，引血下行；丹皮清热活血；柴胡疏肝解郁，升达清阳，尤善理气行滞，使气行则血行；栀子清三焦湿热；郁金疏肝解郁，行气止痛；枸杞滋补肾精。诸药合用，使气行血化，则诸症可愈，为治胸中气滞血瘀证之良方。

⊙ 案例七

马某，女，53 岁。

2015 年 5 月 23 日就诊，诉乳腺增生。

诊断 乳核——气血郁结。治以行气活血散结。拟方如下：

乳香 8g	没药 8g	丹参 20g	三棱 8g
莪术 8g	青皮 10g	王不留行 20g	当归 10g
红花 10g	牡蛎 25g	玄参 15g	大枣 6 枚

6 剂。

　　按　此案主治乳腺增生。"乳腺增生"为今之名，古称之为"乳核"，常因情志不遂，肝气郁结，气血结聚所致。治以行气活血化瘀、软坚散结。方中乳香、没药、丹参、三棱、莪术、青皮、王不留行、当归、红花行气化瘀，牡蛎、玄参善软坚散结，大枣益气。诸药合用，气血畅顺，气血结聚可散。纵观其治，乳核为肝气郁结，血府气血郁结所致。治必祛其瘀，行其气，散其结。

癥瘕案

谢某，女，25 岁。

2005 年 11 月 29 日初诊，患者婚后 1 年余，不孕，有子宫肌瘤，大小 1.2cm×1.5cm，时有少腹疼痛。刻下诊见：精神疲倦，面色偏黄，月经量多，月经推迟 5～10 天不等，经期痛经，有血块，腰酸怕冷，少腹疼痛。舌淡暗，苔薄黄，脉沉细涩。

诊断 癥瘕——气血亏虚，瘀血结聚。治以补益气血，活血消癥。拟桃红四物汤加减方如下：

熟地 10g	白芍 10g	川芎 6g	红花 6g
丹皮 10g	丹参 15g	没药 6g	香附 10g
陈皮 10g	党参 10g	茯苓 10g	麦冬 10g

15 剂。

2005 年 12 月 16 日二诊，诸症好转。以益气补血、益肾填精为法，拟方如下：

熟地 15g	当归 10g	白芍 10g	川芎 6g
党参 15g	山药 15g	菟丝子 12g	淫羊藿 10g
杜仲 10g	续断 10g	枸杞 10g	桑寄生 10g
女贞子 15g			

15 剂。

服用上方后复查子宫，彩超示子宫肌瘤消失。月经正常。一年后诞下一子。

按 此案主治癥瘕。古无"子宫肌瘤"之病名，据其病机，可归于"癥瘕"范畴。癥瘕之为病，多由气血结聚而成，为少腹有形之邪。李老虑此患者本虚而表实，精血亏虚为本，气血结聚为标。《女科经纶》曰："善治癥瘕者，调其气而破其血。"癥为血积，非攻不能破；瘕为气聚，非行不能散。故初诊以桃花四物汤为主方，加丹皮、丹参、没药行血，香附、陈皮、党参益气行气，茯苓渗湿化痰，麦冬滋阴，防祛邪伤阴。全方以期补益气血、活血消癥之功，邪去正安。诸症好转后，二诊用四物汤加菟丝子、淫羊藿、杜仲、续断、枸杞、桑寄生、女贞子等滋补肾精的药物以培本。前后服药30 剂，复查子宫，彩超示子宫肌瘤消失，月经正常。一年后诞下一子。子宫肌瘤在当今常以手术治疗，今纵观李老纯中医诊治，斯为妙哉。李老消癥以调经，邪去而培本，经顺本实孕方成。

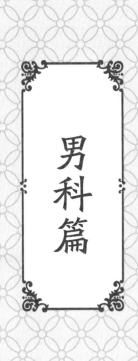

男科篇

不育案

⊙ 案例一

张某，男，25 岁。

2008 年 4 月 19 日初诊，诉婚后不育多年，伴脸色潮红，眼白浑黄不清，小便黄尿不净。舌质紫红，苔厚黄腻，脉数。

诊断　不育——肝肾阴虚。治以滋阴清热。拟六味地黄汤如下：

生地 20g	山药 20g	山茱萸 8g	茯苓 10g
泽泻 6g	丹皮 10g	黄柏 8g	栀子 10g
女贞子 15g	枸杞 15g		

3 剂。

2008 年 4 月 24 日二诊，服药效果平平，小便黄尿不净，眼白浑黄不清。舌质紫红，苔厚黄腻，脉数。治以清热祛湿。拟方如下：

苍术 8g	茯苓 10g	泽泻 6g	佩兰 8g
木通 4g	薏苡仁 20g	车前草 5 株	陈皮 10g
栀子 10g	黄连 4g	黄柏 6g	柴胡 8g
生地 12g			

3 剂。

2008 年 4 月 28 日三诊，眼白浑黄不清，苔厚腻程度大减，舌质紫红，脉弦数。治以清热祛湿，补肾滋阴。拟方如下：

苍术 8g	茯苓 10g	佩兰 6g	木通 4g
薏苡仁 5g	栀子 10g	黄连 4g	生地 15g
麦芽 20g	丹皮 10g	枸杞 10g	女贞子 15g

3 剂。

2008 年 5 月 7 日四诊，苔厚腻程度大减，舌质紫红，眼白浑黄不清。治以补气滋阴，清热祛湿，利湿通淋。拟方如下：

党参 15g	山药 10g	生地 15g	枸杞 10g
天冬 10g	女贞子 15g	车前子 8g	菟丝子 10g
怀牛膝 15g	栀子 10g	丹皮 10g	

3 剂。

2008 年 5 月 12 日五诊，舌质暗红，苔黄，脉弦。治以健脾益肾，滋阴活血。拟方如下：

党参 15g	山药 10g	生地 5g	枸杞 10g
天冬 10g	女贞子 15g	车前子 8g	菟丝子 10g
怀牛膝 15g	栀子 10g	丹皮 10g	丹参 10g

3 剂。

2008 年 5 月 17 日六诊，诸症较初诊时明显好转。治以益气填精。拟方如下：

| 党参 15g | 山药 15g | 生地 15g | 枸杞 10g |
| 女贞子 15g | 车前子 6g | 菟丝子 10g | 丹皮 10g |

五味子 6g　　　　泽泻 15g　　　　白芍 10g

3 剂。

按　《黄帝内经》云："丈夫……二八，肾气盛，天癸至，精气溢泻，阴阳和，故能有子；三八，肾气平均，筋骨劲强，故真牙生而长极；四八，筋骨隆盛，肌肉满壮。"此案患者刚过三八之岁，方是盛壮之年，本可繁衍子嗣，然婚后多年未育，伴脸色潮红，眼白浑黄不清，小便黄尿、常不净，舌质紫红，苔厚黄腻，脉数，为肾阴不足，兼有湿热内蕴，流注下焦，虚实夹杂，以致精弱不育。初诊虚实兼顾，故用六味地黄汤加入女贞子、枸杞、栀子、黄柏等滋阴清热之药。然湿热不除，继而补肾，犯鲧治水之误，故二诊药效平平，小便黄尿不净，舌质紫红，苔厚黄腻，脉数。改清热利湿为主，兼以滋阴，方中苍术、茯苓、泽泻、佩兰、木通、薏苡仁、车前草、陈皮祛湿，栀子、黄连、黄柏清热，柴胡引入肝经，生地滋阴。三诊，苔厚腻程度大减，舌质紫红，脉弦数，可知湿热好转，故清热利湿稍减，去泽泻、车前草、柴胡、黄柏，滋阴稍增，加枸杞、女贞子，再以麦芽疏肝理气消食、丹皮活血兼顾。四诊，因方证相应，见效明显，苔厚腻程度大减，虑其湿热大解，以脾肾亏虚为主，故以五子衍宗丸加减为法。方中党参、山药以补气，生地、枸杞、天冬、女贞子以滋阴，菟丝子、怀牛膝以补肾，兼顾车前子清热利湿、通利下窍，栀子清热，丹皮活血。五诊，效不更方，上方加丹参续进 3 剂。六诊，诸症好转，最后选用五子衍宗丸加补气滋阴利湿之属续后。纵观全方，李老强调虚实之疾，勿用呆补，祛邪而出，正气自复。辨证施治需视寒热之多寡、虚实之进退，权衡寒温补泻药量之孰轻孰重而变化，斯为妙哉。

⊙ **案例二**

赵某，男，29 岁。

1998 年 3 月 1 日初诊。患者不育，经精检肾精异常甚，属气精两虚。拟方如下：

菟丝子 10g	枸杞 10g	女贞子 20g	五味子 6g
党参 15g	山药 10g	车前子 10g	麦芽 15g
栀子 9g			

3 剂。兼服补脾益肠丸。

1998 年 3 月 9 日二诊。拟方如下：

菟丝子 10g	枸杞 10g	女贞子 20g	五味子 6g
党参 15g	山药 15g	车前子 10g	淫羊藿 10g
生地 10g			

3 剂。

1998 年 3 月 15 日三诊。拟方如下：

菟丝子 15g	枸杞 15g	五味子 6g	党参 15g
山药 15g	黄芪 15g	熟地 10g	车前子 6g
淫羊藿 10g	鹿茸 6g		

5 剂。

1998 年 3 月 25 日四诊。拟方如下：

菟丝子 15g	枸杞 15g	五味子 6g	党参 30g
山药 10g	当归 10g	熟地 10g	车前子 6g
淫羊藿 10g	鹿茸 8g		

5 剂。下次拟重用党参、山药、熟地。

1998 年 4 月 5 日五诊。拟方如下：

菟丝子 15g	枸杞 15g	五味子 8g	党参 30g
山药 25g	当归 15g	熟地 15g	车前子 6g
淫羊藿 15g	鹿茸 8g		

6 剂。下次拟去车前子加黄芪。

1998 年 4 月 17 日六诊。拟方如下：

菟丝子 15g	枸杞 15g	五味子 10g	党参 40g
山药 25g	黄芪 15g	熟地 20g	淫羊藿 15g
女贞子 20g	鹿茸 8g		

5 剂。

1998 年 5 月 10 日七诊。拟方如下：

菟丝子 15g	枸杞 15g	五味子 10g	黄芪 15g
当归 15g	熟地 20g	淫羊藿 20g	鹿茸 8g

5 剂。

经治痊愈，先后得二子。

按 男性在盛壮之年繁衍子嗣乃自然之事。然此案患者虽正值青年，或因先天禀赋不足，或因后天损耗过度，以致气精两虚，精子质差，难以孕育。又因肾为先天之本，肾精纳藏之所，脾为后天之本，气血生化之源，故治以补脾填精为法。初诊，方取五子衍宗丸之义。方中枸杞、女贞子、菟丝子滋补肝肾，且菟丝子禀气中和，既可补阳，又可益阴，具有温而不燥、补而不滞之性；五味子补肾水，止遗泄；党参、山药壮后天脾土，以资化源；用车前子者，乃枸杞、菟丝子过于动阳，五味子过于涩精之故，遂用车前子以利之，用通于闭之中，用泻于补之内。水窍开，而精窍闭，自然精神健旺，入房以有子。前阴为宗筋之会，为肝经所主，恐滋腻之品致气机壅涩化热，精气难以从前阴溢泻，故以麦芽疏利肝经，栀子清泄郁热。此方补中寓泻，补而不腻。诸药相配成方，共奏补肾益精之功。二诊，虑其郁滞未见，肾气仍虚，故去上方之麦芽、栀子，加淫羊藿补命门、益精气、补肾壮阳，生地养阴、生津，两者亦为阴阳双补，相制相生，取阴阳互根之义。三诊，虑其阴阳不足，以阳不足为重，遂上方更生地之甘凉为熟地之甘微温，以补血养阴、填精益髓；加黄芪助党参、山药补益脾气；加鹿茸以温壮肾阳、补气血、生精髓；去女贞子补肾阴之品。四诊，上方倍党参，加当归，以增强补气生血之功。虑党参补气之力已足，暂去黄芪，以观疗效。五诊，证未变，方不更，上方中五味子、山药、淫羊藿、熟地、当归加量。六诊，虑其气精仍虚，遂去车前子之滑利，去当归之活血，加黄芪益气、女贞子补肾阴，党参、五味子、熟地皆加量，以冀气旺精生。七诊，经诊治，患者精气较前旺盛，上方去党参、山药补气之品，去女贞子补肾阴之品；以黄芪补气，菟丝子、五味子、枸杞、淫羊藿、鹿茸补肾，当归、熟地补血续后。经治痊愈，先后得二子。纵观全方，李老医法圆通，辨证施治视寒热之多寡、虚实之进退，权衡寒温补泻药量之孰轻孰重而变化，斯为妙哉。

⊙ **案例三**

陈某，男，24 岁。

2003 年 7 月 29 日初诊。患者曾到外院检查，精子存活率为 20%，婚后多年未育，现检为 10%，有下降趋势。拟方如下：

鹿茸 8g	淫羊藿 20g	枸杞 20g	菟丝子 15g
覆盆子 10g	五味子 6g	红参 6g	黄芪 30g
熟地 20g	当归 15g		

3 剂。下有湿热：加栀子、车前子。补肾：加生地、女贞子、山药。益气：加党参、天冬、麦冬、沙苑子、阿胶。气滞血瘀：加丹参、桃仁、红花、赤芍。

2003 年 8 月 3 日二诊。拟方如下：

鹿茸 6g	淫羊藿 20g	枸杞 20g	菟丝子 15g
覆盆子 10g	五味子 6g	红参 6g	黄芪 20g
熟地 20g	当归 15g	车前子 10g	女贞子 20g
山药 20g			

9 剂。

2003 年 9 月 1 日三诊，精子检查情况好转。又 12 剂。

2003 年 10 月 26 日四诊，精子存活率为 60%。又 10 剂。

2003 年 11 月 24 日五诊，精子存活率又下降至 40%，嘱其节欲。原方加减如下：

鹿茸 8g	淫羊藿 20g	枸杞 20g	五味子 6g
党参 35g	黄芪 20g	熟地 20g	当归 20g
山药 25g	巴戟天 15g	杜仲 10g	韭子 15g
白术 10g			

12 剂。

2003 年 12 月 29 日六诊，病渐愈。拟方如下：

鹿茸 6g	淫羊藿 20g	枸杞 20g	菟丝子 20g
覆盆子 10g	五味子 6g	红参 8g	黄芪 20g
当归 15g	熟地 25g	山药 35g	车前子 10g
女贞子 25g	甘草 8g		

12 剂。下次重用五味子、覆盆子。

2004 年 2 月 2 日七诊，同上方，12 剂。
2004 年 3 月 1 日八诊。上方去覆盆子，6 剂。
经治后得子。

按 本案主治精弱不育。男性在盛壮之年繁衍子嗣乃自然之事。然此案患者虽为青年，或因先天禀赋不足，或因后天损耗过度，以致气精两虚，精子质差，难以孕育。又因肾为先天之本，肾精纳藏之所，脾为后天之本，气血生化之源，故治以补脾填精为法。初诊，方取五子衍宗丸之义。方中鹿茸、淫羊藿温阳补肾为君。臣以枸杞、菟丝子滋补肝肾，且菟丝子禀气中和，既可助鹿茸补阳，又可益阴，具有温而不燥、补而不滞之性；覆盆子、五味子补肾水，止遗泄；红参、黄芪壮后天脾土，以资化源，精血同源；熟地、当归补血养血。二诊，加入车前子者，乃枸杞、菟丝子过于动阳，五味子过于涩精之故，遂用车前子以利之，用通于闭之中，用泻于补之内。水窍开，而精窍闭，自然精神健旺，入房以有子。加女贞子以滋养肝肾之阴，加山药以补脾。三诊、四诊，好转，续进上方。五诊，精子存活率又下降至 40%，嘱其节欲。加巴戟天、杜仲补肾气，韭子温肾阳，白术健脾益气，更红参为党参，暂去菟丝子、覆盆子、车前子。六诊，病渐愈，续进前方以巩固，随证稍加减，但不离益肾填精，补气养血为要。经治痊愈，之后得子。纵观全方，李老治精弱之不育，以益肾填精为要，兼以补气养血，喜用五子衍宗丸加当归补血汤加减，使患者气血旺盛，精气强壮，故得子，斯为妙哉。

尿频、早泄案

王某，男，26 岁。

2015 年 1 月 6 日初诊，诉小便频，早泄。拟方如下：

龙骨 25g	牡蛎 25g	金樱子 8g	五味子 6g
韭子 10g	益智仁 8g	芡实 25g	白芍 12g
山药 20g	甘草 10g		

6 剂。

2015 年 1 月 18 日二诊，好转。拟方如下：

生地 15g	山药 15g	五味子 6g	菟丝子 10g
沙苑子 30g	女贞子 15g	车前子 8g	黄柏 8g
韭子 10g	淫羊藿 15g	枸杞 30g	

6 剂。

按 初诊，虑其尿频、早泄皆为肾气不固之象。治以固肾涩精缩尿。李老善用济生秘精丸加减。方中龙骨、牡蛎咸寒，收敛固涩；金樱子、五味子酸甘，收敛固涩；韭子、益智仁、芡实甘温，暖肾固精缩尿；白芍、山药养阴以生精，甘草调和诸药。诸药合用，共奏固肾涩精缩尿之效。二诊，诸症好转，遂进固肾涩精之法，方以五子衍宗丸加减。该方侧重固肾壮阳，而收涩之力有所减弱，乃固肾求本之意。可见李老治疗肾气不固之尿频、早泄，以固涩养肾为要。

阳痿案

⊙ 案例一

游某，男，38岁。

1999年8月9日初诊。患者阳痿，阴头囊冻，常年小便多黄。舌边有杂质，瘀色暗。小便黄，为肾阴虚，所治也，当大补肾阴，佐以清之。阴头囊冻，为肾阳不足，可酌选肉桂、附子、补骨脂等。拟方如下：

熟地20g	五味子8g	枸杞15g	菟丝子20g
淫羊藿15g	锁阳10g	五加皮15g	山药20g
栀子10g	丹参15g	红花6g	

3剂。

按 阳痿之病古已有之，其命名及病因历经各代医家不断完善，逐渐明晰。命名方面，《素问·阴阳应象大论篇》称阳痿为"阴痿"，《灵枢·经筋》称为"阴器不用"，至明代《景岳全书》立《阳痿》篇，始以"阳痿"名本病。病因方面，《黄帝内经》认为气衰、邪热、情志和房劳可引起本病；《诸病源候论·虚劳阴痿》认为本病由劳伤及肾虚引起；《济生方·虚损论治》提出真阳衰惫可致阳事不举；《明医杂著·男子阴痿》指出除命门火衰外，郁火甚也可致阴痿。此案患者属于肾阴阳皆虚，兼夹热夹瘀。诚如李老所言，"小便黄，为肾阴虚，所治也，当大补肾阴，佐以清之。阴头囊冻，为肾阳不足，可酌选肉桂、附子、补骨脂等。"兼察其舌象，舌边有杂质，瘀色暗，可知其夹瘀。据其意，法当补阴益阳，清热活血。方取左归丸之义。方中熟地、五味子、枸杞补益肾阴；菟丝子、淫羊藿、锁阳补益肾阳；五加皮补益肝肾之气；山药补脾，以厚后天之本，以资化生之源；栀子以清其热；丹参、红花以活其血。纵观其方，李老立论言简意赅，用药直接明了。

⊙ 案例二

马某，男，43 岁。

2005 年 10 月 28 日初诊，诉起阳差，精少，小便余沥，两下肢时麻，且软。拟方如下：

淫羊藿 15g	巴戟天 10g	枸杞 10g	菟丝子 10g
锁阳 10g	五味子 5g	女贞子 15g	党参 20g
山药 20g	当归 15g	生地 15g	

3 剂。

2005 年 11 月 2 日二诊。拟方如下：

淫羊藿 20g	巴戟天 10g	枸杞 10g	锁阳 10g
五味子 8g	女贞子 10g	党参 20g	山药 25g
当归 10g	生地 15g	陈皮 15g	

3 剂。下次加韭子或用血府逐瘀汤，加减如黄柏、知母等。

2006 年 9 月 23 日三诊。拟方如下：

淫羊藿 20g	巴戟天 10g	枸杞 10g	五味子 8g
党参 20g	山药 20g	当归 10g	生地 20g
沙苑子 10g	泽泻 8g		

3 剂。

2006 年 11 月 13 日四诊，好转。拟方如下：

淫羊藿 20g	巴戟天 10g	枸杞 30g	菟丝子 10g
锁阳 10g	五味子 8g	党参 20g	山药 15g
生地 15g	韭子 10g		

3 剂。

按 初诊，虑肾主二阴，主骨，其起阳差、精少，小便余沥、下肢麻软皆为肾精不足所致。故以补益肾精为要，精气血同源，兼以补气生血。方以五子衍宗丸加减。方中淫羊藿、巴戟天、枸杞、菟丝子、锁阳、五味子、女贞子皆为补益肾阴阳之品，加党参、山药健脾益气，当归、生地养血活血。二诊，加入陈皮以行气，以解补品之滞腻。三诊，在补益肾精基础上，加泽泻以泻肾中水火，亦为补中有泻之法。四诊，去养血之当归，加韭子加强温壮肾阳。纵观其治，李老始终以温肾中阴阳为要，兼顾补益气血，有实则兼以泻之，方药切病机而取效。

阳痛案

范某，男，38 岁。

2006 年 7 月 12 日初诊。B 超示：前列腺大。起阳痛，腰硬急，腿时酸，口干，舌质重暗，小便常黄、不利、细，下腹不适。拟方如下：

青皮 10g	生地 10g	丹参 30g	薏苡仁 20g
白术 10g	黄柏 8g	太子参 20g	山药 20g
枸杞 15g			

4 剂。下次用血府逐瘀汤加黄柏。

2006 年 7 月 18 日二诊。拟方如下：

党参 25g	黄芪 20g	白术 8g	当归 8g
陈皮 8g	升麻 4g	柴胡 4g	杜仲 12g
续断 15g	枸杞 20g	五味子 4g	韭子 15g
巴戟天 12g	甘草 6g		

4 剂。

2006 年 7 月 24 日三诊，诸症见好。拟方如下：

党参 25g	黄芪 20g	白术 8g	当归 8g
陈皮 10g	升麻 4g	柴胡 4g	杜仲 10g
续断 15g	枸杞 15g	五味子 4g	韭子 15g
巴戟天 10g	甘草 6g		

4剂。下次可配以十全大补丸，少量与之，以疗下肢酸及腰酸硬。

2006年8月26日四诊。拟方如下：

党参25g	黄芪20g	白术8g	茯苓10g
半夏10g	山药20g	枸杞15g	巴戟天10g
韭子15g	黄连4g	竹茹20g	甘草8g

4剂。

2006年8月29日五诊。拟方如下：

党参25g	黄芪25g	白术8g	当归10g
陈皮12g	升麻4g	柴胡4g	杜仲10g
枸杞15g	五味子4g	韭子15g	巴戟天10g
甘草6g			

4剂。

　　按　本案主治起阳痛。虑起阳痛为湿热下注于宗筋之会，湿热阻滞其筋脉，气血不畅所致，而湿热化生之源，乃责患者脾肾素亏，脾肾亏虚则水湿内生化热。起阳痛为气血不畅之象；腰硬急、腿时酸、小便不利为脾肾气亏虚，湿邪困阻之象；口干为津不上布之象；舌质重暗为瘀血内阻之象；小便常黄、下腹不适为湿热下注下焦之象。初诊，重治其标，兼治其本，以青皮行气，生地、丹参活血通脉，薏苡仁、白术化湿于中，黄柏清下焦湿热，上药行气活血化湿以祛邪，兼以太子参、白术、山药健脾益气，枸杞、生地滋阴养肾以扶正。二诊、三诊，湿热得化，则重治其本，以补中益气汤为基础加补肾之品。以补益脾肾之气，升举阳气以培本，故见诸症好转。

四诊，湿热滋生，在健脾补肾之品基础上，加黄连、竹茹以清湿热。五诊，湿热清，续以补益脾肾、升举阳气为法。纵观其治，李老视标本缓急以处清热祛湿活血之品，然起阳不利，终以补脾肾升阳气为要。

小便余沥案

游某，男，41 岁。

2004 年 11 月 27 日初诊，诉小便余沥，但不频，小便不黄。舌不黄不干。

诊断　小便余沥——肾气亏虚。治以温补肾气。拟方如下：

巴戟天 10g	菟丝子 10g	韭子 20g	淫羊藿 20g
枸杞 15g	五味子 8g	牛膝 15g	山药 30g
生地 20g			

6 剂。兼服金匮肾气九、吡哌酸、补中益气九。

　　按　小便余沥乃证名，指小便之后滴沥不尽，多因肾虚膀胱冷所致。如《圣济总录》卷九十二所云："虚劳小便余沥者，肾气虚弱，而膀胱不利故也。膀胱不利，则气不能化，气不化，则水道不宣，故小便后有余沥。"观此案患者，小便余沥，但不频，小便不黄，舌不黄不干，故知其以肾阳亏虚为主，而肾阴未见大亏，治以温补为要。方中巴戟天、菟丝子、韭子、淫羊藿温壮肾阳；"善补阳者，必阴中求阳"，故加枸杞、五味子补肾阴，五味子兼能固缩尿液，牛膝补肝肾之气，山药补脾以厚后天之本，资先天之本，生地凉血活血滋阴，以防阳郁化热伤津。纵观全方，李老以"益火之源，以消阴翳"之义为本案立法，同时运用阴阳互根、治病防变的思想。中成药予温肾阳、补脾气。

参考文献

1. 李杲 . 内外伤辨惑论 . 北京：人民卫生出版社，1959.

2. 王冰 . 黄帝内经：素问 . 北京：人民卫生出版社，2005.

3. 张介宾 . 景岳全书 . 北京：人民卫生出版社，2007.

4. 张仲景 . 金匮要略 . 北京：中国医药科技出版社，2016.

5. 人民卫生出版社 . 灵枢经 . 北京：人民卫生出版社，2012

6. 陶弘景 . 名医别录 . 北京：中国中医药出版社，2013.

7. 许叔微 . 普济本事方 . 北京：中国中医药出版社，2007.

8. 傅山 . 傅青主女科 . 北京：中国医药科技出版社，2018.

9. 蔺道人 . 仙授理伤续断秘方 . 北京：人民卫生出版社，1957.

10. 太平惠民和剂局 . 太平惠民和剂局方 . 北京：人民卫生出版社，1959.

11. 巢元方 . 诸病源候论 . 太原：山西科学技术出版社，2015.

12. 兰茂 . 滇南本草 . 北京：中国中医药出版社，2012.

13. 王清任 . 医林改错 . 北京：人民卫生出版社，1991.

14. 王肯堂 . 证治准绳 . 北京：人民卫生出版社，2014.

15. 萧埙 . 女科经纶 . 北京：中国中医药出版社，2007.

编后语

　　付梓在即，感慨万千！中医得以发展，既要保护好前人留下来的成果，更要今人努力去继承和发扬，否则前人留下来的宝库也只能是空中楼阁，久而久之，弥为珍贵的中医经验和知识在无声无息中湮灭于世，对整个中医界都是一种巨大的损失。我父亲是一个传统的老中医，行医多年，其医案中有许多宝贵的临床知识，让我倍感珍惜。如今我将其部分医案编写出版，作为一个中医人，能为中医发展尽自己的绵薄之力，深感宽慰。这也激励我以后继续挖掘前人的宝贵经验，以飨同道。在此，也感谢为本书出版付出努力的各位同僚。

李燕林

2018 年 6 月 10 日